MASAJE CONSCIENTE SEXITIVO: Yoni y Lingam

Sanación Tántrica a través de la Energía Sexual

Liberación de la Memoria Celular

Jesús Cediel Monasterio

ISBN-13: 978-8469743416

ISBN-10: 8469743414

A Diego Jimenez, sin quien no hubiera sido possible.

CONTENIDOS

- El masaje de cabeza. Facial.
- El masaje de torso y abdomen.
- El masaje de senos femeninos.
- El masaje de pecho masculino.
- El masaje de piernas (anterior).
- El masaje erótico: cómo dar placer.
- El body massage: el cuerpo como instrumento de masaje.

- MODULO IV. ANATOMÍA GENITAL
    - Anatomía genital femenina
    - El punto G.
    - Anatomía genital masculina
    - El punto G.

- MODULO V. LA MEMORIA CELULAR Y LA TERAPIA DE LIBERACIÓN POR MASAJE.
    - Fundamentos científicos.
    - Sintomas de la represión sexual
    - La memoria celular y la terapia del masaje

- MODULO VI. MASAJE DE LINGAM Y DE YONI.
    - Masaje de Yoni
    - Masaje de Lingam

Introducción

La esencia última del masaje siempre es CONSCIENCIA, PRESENCIA. No se puede tocar sin ser tocado. En el masaje tántrico el que da y el que recibe se fusionan en una suerte de meditación dinámica. Utilizamos el contacto físico para promover la salud, la armonía y el placer. Utilizamos el contacto físico para expandir la consciencia corporal y espiritual a través del masaje consciente amoroso, en un estado de alerta y de aceptación del otro, sin emitir juicio.

El masaje consciente toca desde la consciencia, desde la observación, desde la atención en el movimiento rítmico de la respiración, en los latidos del corazón. Inspirar... expirar...

El masaje consciente sexitivo incluye pases fluidos y rítmicos que despiertan la consciencia tendino-muscular, ósea y orgánica. Presiones superficiales alternan con otras más profundas,

MODULO I

EL ARTE DE LA SEXUALIDAD CONSCIENTE

¿QUÉ ES EL TANTRA?

El Tantra es un arte y una ciencia, una forma de vida y un camino espiritual. Según el Tantra, el Universo nace de la unión cósmica de los principios femenino (Shakti) y masculino (Shiva), el Yin y el Yang del Taoísmo, la energía y la consciencia. El amor y el sexo son una parte de la expresión de esta dinámica universal a nivel humano. El Tantra te enseña a participar en esa danza Cósmica entre Shiva y Shakti, disfrutando de esa infinita celebración en tu vida diaria.

Para el Tantra Yoga, el acto sexual es algo sublime, lleno de poesía, hermosura y realización espiritual. Alcanzar el éxtasis en el amor, a través de una relación íntima prolongada, plena, que una fuertemente a la pareja, y que incluya el disfrute de todos los sentidos físicos, así como de la mente y del espíritu.

Tanto el tantrismo como el taoísmo buscan crear una unión entre el cuerpo, la mente y el espíritu, por lo que el sexo se practica en un contexto espiritual, lo que no debe de confundirse con religioso.

Sus raíces se hunden en las milenarias tradiciones chamánicas y en los orígenes del Yoga y del Taoísmo. En prácticamente todas las culturas ha existido una práctica tántrica, excepto en aquellas sociedades que han etiquetado el sexo como algo impuro que nos aleja de Dios y del camino espiritual. Sus orígenes conocidos datan de 8.000 a.C. entre los pueblos que habitaban el valle del Indostán y en donde "el culto a lo femenino" ya estaba instaurado. Más tarde, con las invasiones de los pueblos arios, y mucho después por la civilización islámica, este conocimiento pasó a estar escondido y enseñado en templos y escuelas de la época, sobre todo a las castas hindúes superiores.

El Tantra hindú y las antiguas prácticas Taoístas chinas interactuaron entre sí y bebieron una de la otra, en épocas muy antiguas. Ambas disciplinas utilizan el sexo para alcanzar la sabiduría.

No deja de ser chocante que la fuerza que utilizamos para procrear sea vista como un tabú o pecado por algunas religiones. Por todo esto, el Tantra conserva ese aire de misterio, ya que en la misma India, donde se originó, con el paso de los siglos se convirtió en una práctica esotérica y oculta.

El Tantra, desde hace unas décadas, se ha popularizado en Occidente siguiendo el mismo camino que han seguido otras muchas disciplinas orientales. Hoy en día, existen incluso instructores renombrados de origen occidental, entre lo que se ha dado en llamar el Neotantra. Ya no es necesario marcharse a la India en busca de un templo escondido entre las montañas para conocer algunos de los secretos de la tradición tántrica. Todo esto lo puedes encontrar, ahora, no muy lejos de tu casa.

El Tantra solo es uno, pero se han querido distinguir dos modalidades: el Tantra blanco y el Tantra rojo. El primero engloba las prácticas tántricas que el adepto practica consigo mismo o en pareja: pranayama, mudras, acciones para contener o expandir la energía, métodos de sintonización energética, visualizaciones, etc.

Por otro lado, el Tantra rojo utiliza la sexualidad y los sentidos como instrumentos directos para conectarse con el Universo. El primero sería una preparación para el segundo, consiguiendo una cierta maestría en la elevación de la energía interna y en su circulación, para luego aplicarlo al trabajo más íntimo en pareja, más propio del Tantra rojo.

CONSCIENCIA Y ENERGÍA

Según la tradición tántrica, el Universo nace de la unión de Shiva y de Shakti, la energía y la consciencia. Al fín y al cabo, se puede observar que el Universo se formó como un gran acto de amor entre dos fuerzas complementarias.

Según dicha tradición, en el ser humano se encarnan las mismas fuerzas que forman el Universo. Shakti, la energía, que es un aspecto creativo, dinámico, adoptó la forma de Kundalini, la energía latente, que se sitúa enroscada en forma de serpiente en la base de la columna vertebral esperando ser despertada; Shiva, la consciencia suprema, el destructor de toda ilusión, que todo lo sostiene enraizado en el presente, sin forma, se alojó en el centro psico-energético situado en la zona superior de la cabeza. Cuando

Shiva se aparece a Shakti, como si un rayo hubiera iluminado todo, ella se despierta y desenrosca elevándose por la columna vertebral, con la única intención de fundirse con él y de gozar al ser presenciada por él.

En cualquier faceta de la existencia humana, se va a reflejar esta dicotomía: consciencia y energía, lo masculino y lo femenino. En la práctica del masaje, el masajista necesita armonizar ambos elementos. Cuando tu consciencia y tu energía se encuentran en el aquí y en el ahora, como Shiva y Shakti, en su encuentro, entonces se expresa tu esencia espiritual en el mundo material.

La consciencia es un estado psíquico que se caracteriza por estar alerta o despierto. Un estado en el que percibes y te reconoces a ti mismo, así como a tu entorno. Consciencia es sinónimo de mente, pero solo de una parte: la mente consciente. La consciencia es un concepto que entendemos intuitivamente, pero muy difícil de describir adecuadamente en palabras. Ahora bien, la consciencia no es un fenómeno todo-o-nada, sino que existen diversos niveles de consciencia y de auto-consciencia.

Ser consciente no consiste en perderse en extravagancias espirituales, es estar presente en el aquí y en el ahora. Hay un cuento zen que lo ilustra muy bien.

Había un reconocido maestro zen que recibía muchas visitas de personas en busca de su sabiduría.

Un día un joven llego a su casa en busca de consejos para su camino espiritual. El joven tenía una alta estima de sí mismo y se sentía preparado para convertirse en la mano derecha de cualquier gran maestro.

Ese día había llovido, así que cuando llegó a la casa del maestro, el joven se quitó los zapatos y dejó el paraguas antes de entrar en la habitación. Se inclinó ante el maestro y le dijo que le gustaría convertirse en su discípulo.

El maestro sonrió, pero no dijo ni una palabra.

El joven, un poco incomodado por el silencio, le volvió a decir que había estudiado mucho y que pensaba que estaba llamado a convertirse en uno de los "iluminados".

El maestro siguió impertérrito.

El joven empezó a dar muestras mayores de incomodidad.

Fue entonces, cuando el maestro le preguntó:

¿Sabes a qué lado de la puerta has dejado el paraguas y a qué lado de la puerta has dejado los zapatos?

N-n-no, tartamudeó el joven, desconcertado, ¿por qué?

El maestro le respondió de forma muy calmada:

"Porqué lo que tu buscas es la consciencia... ¿Y cómo puedes estar consciente si ni siquiera sabes dónde has dejado los zapatos y el paraguas?

Este cuento ilustra a la perfección uno de los mayores errores en los que suele caer el discípulo en su búsqueda espiritual, consistente en perderse en excelsos ideales que le alejan de la realidad presente y por lo tanto de su consecución.

El segundo aspecto es la energía. Según las doctrinas orientales, el prana es la energía universal que lo penetra todo, la esencia misma de la vida. La diferencia entre una persona viva y un cadáver es que la primera tiene prana, energía vital, mientras que la segunda carece de ello. El prana es la energía vital en nosotros, la vida en nosotros.

Esta vida se manifiesta a sí misma, por lo que al cuerpo físico concierne, como el aliento entrante y saliente. El prana se encuentra por todas partes pero de manera especial en el aire. Absorbemos el prana por medio de la respiración, de los alimentos que ingerimos y de nuestro cuerpo; los órganos que intervienen en este proceso son la nariz, los pulmones y la piel. La respiración es, sin duda, uno de los mejores medios para absorber, retener y dirigir esta energía. Por tal motivo es imprescindible saber respirar de la manera adecuada.

CONSCIENCIA Y ENERGÍA EN EL MASAJE

La concentración es la manera de reunir la energía en un punto y canalizarla de la manera más efectiva en una dirección determinada. Es un estado de equilibrio, fuerza y presencia real.

Durante el masaje, el masajista se enfoca en el *hara*, el centro de la energía, situado en el abdomen, unos dedos por debajo del ombligo.

La concentración en el *hara* es vital para el masaje, así como para las artes marciales, ya que te permite ser flexible pero resistente y trabajar sin perder tu centro de gravedad, en un estado que en Oriente se denomina *Mahamudra* o "estado de no mente", un estado intuitivo en el que la mente racional y analítica desaparece. Un estado en el que desaparece la personalidad mundana para dar paso a la manifestación de la esencia espiritual del individuo.

Antes de comenzar el masaje, es necesario concentrarse durante unos minutos y conectar la energía entre el *hara* y las manos.

Para ello, siéntate en posición cómoda, ya sea en una silla con respaldo, con las piernas cruzadas en la posición del loto o arrodillado en el suelo, con un almohadón bajo las nalgas si fuese necesario. Cierra los ojos, dirige tu atención hacia el interior y en concreto en tu respiración.

Al mismo tiempo, imagina que al inhalar, el aire cargado de *prana* o *chi* (la energía universal) penetra hasta el abdomen o *hara*. Después de realizar este proceso varias veces, debes imaginar cómo al exhalar, el aire cargado de *prana* o *chi* fluye desde el *hara* hacia los hombros, baja por los brazos y sale por las manos. Puedes imaginar el proceso respiratorio como una corriente de energía o luz blanca.

RESPIRACIÓN CONSCIENTE

La respiración es uno de los mejores medios para absorber energía (prana) y para dirigirla. Los rishis (sabios védicos) afirman que el prana puede ser almacenado y acumulado en el sistema nervioso, más específicamente en el plexo solar. Aún más, aseveran que mediante el uso de determinadas técnicas se puede dirigir a voluntad esta corriente de prana mediante el pensamiento. La ciencia yóguica para controlar esta energía se denomina pranayama (prana: energía, ayama: dominar). La respiración consciente que enseño a continuación está basada en estas enseñanzas.

Existen tres tipos de respiración: abdominal, torácica y clavicular. La RESPIRACIÓN CONSCIENTE es la integración de las tres en una única.

- RESPIRACIÓN ABDOMINAL.

Cuando se inspira se llena de aire la parte baja de los pulmones, desplazando el diafragma hacia abajo y provocando que el vientre salga hacia fuera. Se percibe que el abdomen se hincha.

- RESPIRACIÓN TORÁCICA.

En la respiración costal o torácica el aire penetra en la región del tórax y muy específicamente en la zona de las costillas

- RESPIRACIÓN CLAVICULAR.

Finalmente, la respiración clavicular se efectúa llenando la parte superior de los pulmones, y muy específicamente en las clavículas.

Cada uno de estos tres tipos se concentra en el llenado de aire en una zona distinta de los pulmones por lo que la respiración consciente, al combinar los tres tipos, consigue el objetivo de llenar completamente los pulmones de aire; y, de igual manera, vaciarlos de forma total.

Cuando se aprende a combinar las tres respiraciones, se practica primero en posición tumbado boca arriba. Un compañero actúa de espejo (consciencia) colocando una mano encima del vientre y otra en el costado, debajo de la axila. Luego, se pasa a la práctica en posición sentado. Con el tiempo, esta técnica se vuelve natural y se utiliza como base para casi cualquier tipo de respiración, en la práctica del Pranayama.

Hay que comenzar por vaciar bien los pulmones con una profunda espiración.

- 1.- Inspira lenta, suave y profundamente sintiendo como el aire se dirige hacia el abdomen, dejando entrar el aire en la zona baja de los pulmones a medida que desciende el diafragma. La persona que actúa como espejo debe notar como se eleva la mano apoyada sobre el abdomen. El vientre no debe hincharse como un balón... debe ser una inspiración relajada pero con control de la cintura abdominal. Cuando la parte baja de los pulmones esté llena de aire, entonces
- 2.- Dilata las costillas, sin forzarlas, permitiendo entrar aún más aire en los pulmones. Hay que notar, con la mano apoyada en las costillas, como se separan éstas. Cuando las costillas estén separadas al máximo, entonces

- 3.- Levanta las clavículas, sin elevar los hombros, para hacer entrar aún un poco más de aire y terminar así de llenar los pulmones por completo. Durante todo el proceso de la inspiración el aire debe entrar progresivamente, sin sacudidas, de manera suave y continuada.

La espiración se efectúa en sentido inverso, siempre con suavidad y lentamente, sin brusquedad ni esfuerzo, vaciando

1) primero la parte superior de los pulmones (respiración clavicular),
2) luego el pecho (respiración torácica) que se desinfla y, por fin,
3) el vientre (respiración abdominal) que desciende hasta que sale el último resto de aire.

Inspiración

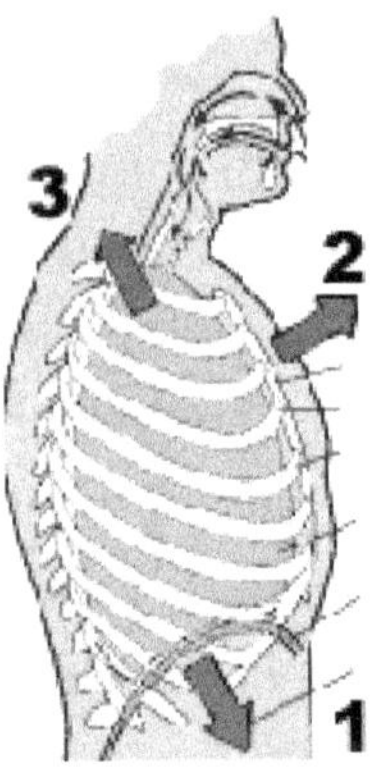

Espiración

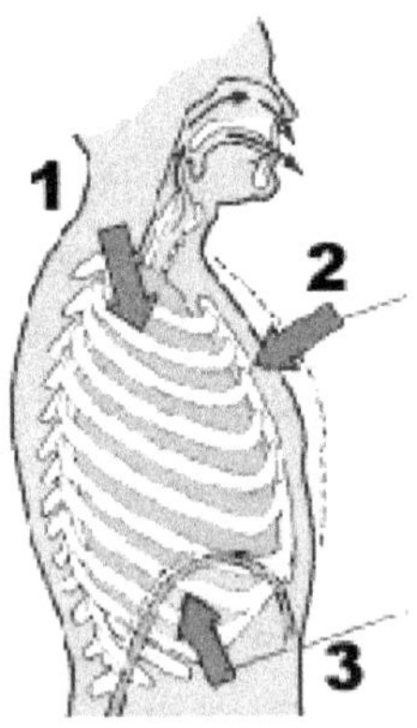

Es importante reseñar que no debe hacerse ningún ruido al respirar. Es esencial respirar suave y silenciosamente. Tanto la espiración como la inspiración serán silenciosas, lentas, continuas y cómodas, sin forzar jamás.

Toda la atención consciente ha de estar en el acto respiratorio, de manera que los tres movimientos de la respiración completa resulten claramente discernibles, pero armoniosamente integrados. La respiración consciente no debe provocar ni incomodidad ni fatiga. De hecho, se puede ejercitar tanto como uno quiera, en cualquier momento.

La respiración consciente desempeña un papel importantísimo en la práctica tántrica. En el masaje es determinante, ya que gracias a ella influimos en estados de la mente, al mismo tiempo que incrementamos la cantidad de prana o chi disponible, y lo distribuimos por medio del masaje.

El fundamento de la respiración consciente, la cual ha recibido otras muchas denominaciones diferentes, se fundamenta en el incesante movimiento vibratorio que se observa en el Universo, ya que nada permanece inmóvil. Desde la más pequeña partícula subatómica hasta el Sol, todo vibra y gira. Los átomos del cuerpo humano, también están en un proceso de constante vibración. Las células se renuevan.

El ritmo es esencial en el Universo. Los latídos del corazón, las mareas oceánicas, los planetas girando alrededor del Sol, los soles girando alrededor de otros soles centrales.

En la adecuada comprensión de la ley del ritmo se fundamenta en gran medida la comprensión de la respiración consciente. Mediante la respiración rítmica y consciente, es posible absorber gran cantidad de energía y dirigirla posteriormente con determinados fines.

¿Qué es la respiración rítmica? El control de la respiración rítmica es enseñado a instrumentistas, cantores y atletas, siendo un proceso utilizado desde hace mucho tiempo para elevar la consciencia en estados de trance y permitir que podamos administrar el oxígeno necesario para mejorar la salud

Todas las enseñanzas relativas al control de la respiración se estudian en el Pranayama Yoga. Los yoguis basan la medida de sus ritmos respiratorios en sus latidos de corazón. El ritmo cardiaco varía según cada persona, por lo que es ideal tomarlo cómo unidad de medida para efectuar la respiración rítmica. El estudio de la respiración yóguica es toda una ciencia y un arte que requiere estudio y dedicación. A efectos del masaje tántrico estudiamos solamente los aspectos esenciales pero suficientes como para poner en movimiento la captación y recogida de energías y su aplicación al masaje.

Si quieres practicar la respiración rítmica, debes enfocar tu atención en el ritmo de tus latidos cardiacos, contando 1, 2, 3, 4, 5, 6... hasta que dicho ritmo quede claramente fijado en tu mente. Con la práctica, el proceso se puede realizar sin dificultad.

La regla, en cuanto a la respiración rítmica, es que el número de unidades al inspirar a de ser el mismo que el número de unidades al expirar, mientras que el número de unidades de retención, el llamado *kumbhaka*, debe ser la mitad que las utilizadas para inhalar o exhalar.

LA LLAVE DEL TANTRA: SEXFULNESS

La mayoría de las personas que se acercan al mundo del sexo consciente lo hacen buscando secretos o técnicas que les permitan convertirse en superamantes y así poder disfrutar de una sin igual vida amorosa. No voy a negar que existan técnicas que ayudan a ello, pero la llave del sexo consciente, del *sexfulness*, se encuentra en tu actitud, el estado mental con el que encaras el sexo y el amor.

Cultivar una actitud adecuada en cualquier faceta de la vida es imprescindible, ¿por qué iba a ser diferente en tu vida amorosa?

Es más fácil entender el significado del *sexfulness* si se comprende de dónde surgió la idea, aunque alguno ya lo habrá vislumbrado. El concepto de *mindfulness* fue popularizado en occidente por Jon Kabat-Zinn, profesor emérito de medicina que integró algunas de sus prácticas en zen, yoga y budismo con conceptos de la ciencia occidental, creando la técnica REBAP (Reducción del Estrés Basado en la Atención Plena) y la Clinica para la Reducción del Stress.

De igual manera, el concepto de SEXFULNESS lo traduzco por "consciencia sexual plena", aunque prefiero el de "estado de atención sexual pleno" cuyo fundamento consiste en alcanzar un nivel de alerta elevado de los cinco sentidos, al mismo tiempo que prestas atención, en todo momento, a pensamientos, emociones, sensaciones corporales y al ambiente que te rodea, sin juzgar si son correctos o no. El objetivo del *Sexfulness* es llegar a conectar con tu esencia interior, reaccionar de un modo más consciente y eficaz a los acontecimientos sexuales de tu vida.

El siguiente paso consiste en alcanzar la vacuidad mental a la vez que uno se enfoca en las sensaciones eróticas y emocionales que son percibidas en cada momento, en lugar de perderse y divagar en pensamientos y emociones que te transportan al pasado o al futuro y que por lo tanto te alejan de la experiencia erótica presente, del aquí y del ahora. El resultado que se consigue es el de una experiencia amatoria más rica, plena y placentera.

EL ESTADO DE NO MENTE: MAHAMUDRA

La forma más elevada de pensar es el no pensar. Al auténtico orgasmo cósmico se llega por un estado de no mente y de presencia interna.

En la película *El último Samurai* hay una escena en la que el protagonista consigue no ser derrotado por su instructor en el uso de la espada, gracias a seguir el consejo de luchar con no-mente.

En este estado, una persona posee **una actitud de alerta no consciente, que le permite efectuar todo tipo de acciones sin que el pensamiento afecte a la dirección de éstas**.

El resultado es la consecución de una **máxima eficiencia con el mínimo coste energético**, algo conocido por aquellos deportistas de pruebas de esfuerzo límite o por los practicantes de artes marciales.

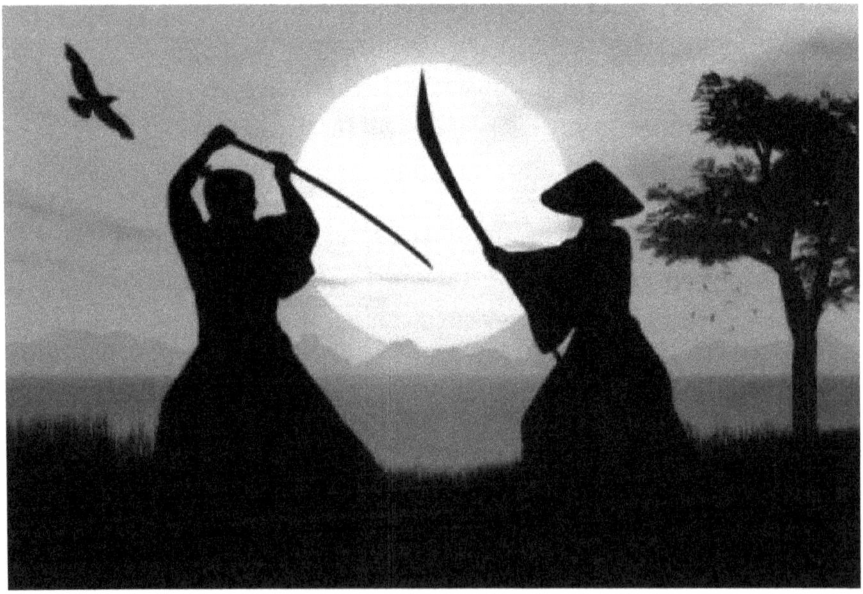

Si te ha parecido dificil de entender, solo tienes que ver lo que sucede cuando estás sentado en una mesa y de repente alguno de los comensales empuja, sin querer, un vaso que inevitablemente va a caer al suelo, pero alguien lo coge al vuelo, evitando que se haga añicos. Es lo que, vulgarmente, se llama tener buenos reflejos. Pues bien, el que así actúa lo hace desde un estado de no mente, es decir no ha pensado en que el vaso se está cayendo y en que va a recogerlo al vuelo antes de que se destroce...es más, si lo hubiese hecho así, habría perdido décimas de segundo valiosísimas que habrían impedido que actuara con la adecuada velocidad y el resultado hubiera sido muy distinto.

¿Cómo se logra alcanzar este estado? Para llegar al estado de *Mahamudra*, primero de todo es muy importante saber cómo está constituido el ser humano, y luego aplicar el adecuado entrenamiento. Al principio, no es facil ya que estamos acostumbrados a conceptualizar con nuestra mente racional todo lo que vemos y hacemos en nuestro quehacer diario. Ese perro parece peligroso...ese coche se ha saltado un semáforo... A través del uso de técnicas de meditación activa y pasiva, dinámicas con música, ejercicios de integración gestual, y muchas otras, podemos ir entrando en contacto con ese universo interior que existe dentro de cada uno, y aprendiendo a surfear con las diferentes energías que lo surcan.

De esta forma, se inicia un camino, en el que poco a poco vas reconociendo que este mundo en el que vivimos es maya, una ilusión. La estación final es alcanzar la desconexión del mundo ilusorio y volver a conectarte con lo real, lo que a lo largo de la historia, ha recibido diferentes denominaciones como satori, nirvana, samadhi o moksha.

"La forma más elevada de pensar, es no pensar.

Cuando exteriormente toda actividad cesa,

cuando interiormente la mente deja de agitarse,

cuando se calma,

cuando cesan los pensamientos, formas sutiles, pero al fin y al cabo formas, entonces adviene la no forma, el Vacío.

La Forma no difiere del Vacío, el Vacío no difiere de la Forma; la Forma es Vacío, el Vacío es Forma.

El Vacío es un término claro y preciso que expresa la naturaleza sin forma y no-personal

de los seres, y alcanzar la vacuidad mental una indicación, una señal, de haber llegado al

estado de absoluta ausencia del "Yo" pluralizado.

ILUMINACIÓN "

Jesús Cediel

MODULO II

LA ESENCIA DEL MASAJE

El masaje es un movimiento energético, a través del tacto, en dos direcciones. Es un intercambio energético. No se puede tocar sin ser tocado. Las manos que dan y que reciben y la piel que recibe y que da. A través de las manos se descubre a la persona que lo está dando, a través de la piel se descubre la magia del contacto.

En cierta medida los términos dador y receptor son inexactos. Es más una cuestión de compartir que de dar y de recibir. Los dos han de dar y ser receptivos. El receptor otorgando su confianza y abandonándose, y el dador estando escuchando las necesidades del otro. En su nivel más alto, el masaje, si se realiza desde un estado de presencia interna, es una forma elevada de meditación.

FASES DEL APRENDIZAJE

El aprendizaje es el proceso de adquisición de conocimientos, habilidades y actitudes, propiciado por el estudio, la enseñanza o la experiencia. Existen tres etapas en el aprendizaje de cualquier actividad o disciplina. Y en el caso del masaje, también se cumplen estas tres etapas o estadios. El estudiante debe conocerlas, ya que gracias a ello sabrá en todo momento en que parte del proceso de aprendizaje se encuentra, evitando en muchos casos desilusiones y posibles abandonos. Estas son las tres fases por las que pasa quien quiere aprender el arte del masaje.

- FASE DE IGNORANCIA.- La primera fase es la etapa primitiva o la fase de la ignorancia. En esta fase, la persona no sabe nada de masaje, tipos de pases, maniobras, etc. Cuando tiene que dar un masaje actúa de manera instintiva y no se preocupa de cual es la forma correcta de actuar. El alumno es torpe y debe pensar pero es instintivo.

- FASE DE APRENDIZAJE.- La segunda fase es la llamada fase de sofisticación o de aprendizaje. El alumno comienza a aprender de manera teórica y práctica. Aprende a utilizar diferentes técnicas de masaje. Durante este aprendizaje, el alumno aprende el conocimiento científico sobre el que se fundamenta el masaje, pero pierde su estado natural e instintivo, convirtiéndolo en algo mecánico, a la vez que su mente analiza y piensa de manera analítica. En esta fase un masaje ya no es un masaje, sino que piensa en términos de diferentes maniobras y técnicas de masaje y diferentes tipos y modalidades de escuelas de masaje. Piensa, por ejemplo, en que está dando un masaje shiatsu o un masaje tántrico, etc. La mayoría de los alumnos se quedan en esta fase porque se encuentran cómodos y seguros y no evolucionan hacia la siguiente fase.

- FASE DE MAHAMUDRA O NO MENTE.- A la tercera y última fase se llega a través de la práctica. El alumno se da cuenta de que un masaje vuelve a ser un masaje. Trasciende las técnicas y las mecánicas estudiadas y fluye como el agua cuando da un masaje. Ya no piensa, no analiza, sino que actúa y se expresa desde su esencia interior. La mente consciente deja paso a la mente subconsciente.

EL MASAJISTA

En este apartado voy a enumerar algunos consejos de importancia para la persona que da el masaje.

- Es muy importante que te sientas cómodo y te puedas mover con libertad, por lo que es aconsejable llevar ropa cómoda y holgada.
- Antes de iniciar el masaje higienízate bien y comprueba que tienes las uñas cortas. Quítate los anillos, reloj y colgantes que puedas llevar.
- También debes pedirle al receptor que se quite las ropas, collares, pulseras u otros objetos que puedan molestar.
- Si vas a utilizar aceite, el receptor debería estar preferentemente desnudo, pero deberás siempre respetar los deseos de la otra persona si se siente más cómoda parcialmente vestida.

- Haz que tu pareja se sienta cómoda, creando un ambiente adecuado (como se especifica en el siguiente apartado), colocando cojines bajo las rodillas y abdomen si te lo piden.
- Debes estimular al receptor para que se relaje y concentre en el masaje, dejando de pensar en otras cosas y abandonando cualquier tipo de preocupación.
- Durante el masaje procura estar relajado y concentrado. No comiences a masajear en una posición incómoda pensando que esta incomodidad desaparecerá. No será así y transmitirás dicha tensión a tu pareja.
- Tu comodidad depende directamente de la postura que adoptes y de la respiración. Tanto sentado, arrodillado o de pie, has de sentirte equilibrado y relajado.
- Mantén la espalda recta en vez de doblarla o curvarla.
- Los movimientos del masaje han de realizarse desde el *hara*, el vientre y la pelvis, utilizando todo el cuerpo, no solo las manos y los brazos.
- Si consigues respirar rítmicamente y dejar que tu cuerpo se mueva y fluya con naturalidad, evitarás en buena medida el cansancio.
- Tu actitud ante la otra persona es de vital importancia. Debes considerar cada sesión cómo una experiencia meditativa y poner en ella interés y respeto.
- No deberías iniciar una sesión de masaje si estás preocupado, indispuesto o con mal humor. Esto agotaría tu energía y además sería transmitido a la otra persona.
- Es esencial concentrar toda tu atención en el "aquí" y en el "ahora". La gran mayoría de las personas pasan su vida

pensando en el pasado y en el futuro. Dale toda tu atención a la persona a la que masajeas. No actúes de manera automática mientras piensas en algo que no tenga nada que ver con lo que está sucediendo en la sala de masajes en ese mismo momento.

- Si sientes que te distraes mientras estás trabajando, trata de recuperar la atención enfocando tu mente en tu respiración.
- Siempre aconsejo, al finalizar el masaje, lavarse las manos y el cuerpo para desconectar y limpiar.

CREAR UN LUGAR DE TRABAJO

Desde un punto de vista profesional, es conveniente tener preparado todo antes de que la sesión de masaje comience. Si te ves obligado a levantarte para ir a buscar otra estufa o para ir a buscar más aceite, la continuidad y el resultado de la sesión se verán afectados.

La relajación es uno de los aspectos esenciales para cualquier forma de masaje y todo el esfuerzo que emplees en la creación de un lugar tranquilo y confortable repercutirá en que el tratamiento sea más eficaz. A continuación, enumero algunos factores determinantes para crear un lugar adecuado en donde poder dar un masaje.

TEMPERATURA ADECUADA

La habitación debe ser cálida y no tener corrientes de aire, especialmente para los masajes con aceite. La temperatura ideal está en torno a los 25º

Es conveniente tener a mano una toalla grande o manta para cubrir a la persona al final de la sesión, o durante la misma si siente frio, en algún momento.

El aceite debe estar a una temperatura cálida antes de ser aplicado sobre la superficie corporal.

ILUMINACIÓN ADECUADA

La iluminación debe ser tenue e indirecta, de tal manera que no sea agresiva. La luz directa hace que los ojos no puedan relajarse. Se deben descartar los focos en el techo sobre la persona que recibe el masaje. La luz de velas puede ser ideal.

El color de la iluminación influye. Por ejemplo, el color azul es relajante, mientras que el rojo o el naranja son tonificantes. Podemos jugar con los colores dependiendo de los fines que busquemos conseguir.

MÚSICA

Cuantos más sentidos impliques en la experiencia mejor será el resultado. Y para el oído, recuerda que debes utilizar la música adecuada que permita relajar el cuerpo y la mente, no tu canción favorita que active la mente y haga pensar.

La música que empleemos debe ser relajante y como fondo imperceptible.

AMBIENTACIÓN OLFATIVA

Se pueden utilizar perfumes.

Inciensos, pachuli o ambar (son más agresivos) o olores a base de fragancias naturales (flores, etc).

SUPERFICIE DE TRABAJO

- El masaje en general se puede dar sobre una camilla o sobre el suelo, aunque hay tipos de masaje más propicios para un lugar u otro. El masaje tántrico se puede dar en camilla o en el suelo, aunque lo ideal es en el suelo, ya que se establece una comunicación mayor entre el que lo da y el que lo recibe, que se encuentran al mismo nivel, que si se realiza sobre una camilla.

- Todos los masajes se pueden dar sobre el suelo. En este caso, es importante que el masajista conozca las técnicas adecuadas de higiene postural para que no sufra y transmita su disconfort al paciente. El masaje sobre el suelo permite una mayor unión con el paciente por lo que es especialmente aconsejado para el masaje tántrico. Las superficies sobre suelo son:

    1º) Colchoneta

    2º) Futtón

    3º) Tarima de madera

    4º) Tatami

- Si el suelo está enmoquetado, será suficiente con extender una manta doblada que se cubrirá con una sábana, en caso de aplicar aceite.

- Pero si el suelo es duro será necesario colocar un colchón de espuma de entre 2 a 5 cm de espesor. En caso de no disponer de él, se pueden colocar varias mantas superpuestas. La superficie acolchonada debe extenderse más allá del espacio que ocupará la persona que recibirá el masaje, con el objetivo de proteger las propias rodillas del masajista cuando se mueva y cambie de posición, durante el masaje.

- Si la intención es la de profesionalizarte con el masaje, merece la pena invertir un poco de dinero en la compra de una camilla de masaje, ya que trabajar sobre ella es muchísimo más descansado y permite llegar a todas las partes del cuerpo sin necesidad de inclinarse demasiado. También es más sencillo desplazarse de un lado a otro sin molestar a la persona y sin interrumpir el tratamiento.

- La superficie sobre la que dar el masaje debe tener firmeza. Nunca se debe emplear una cama blanda, ni un colchón de muelles, ya que cualquier presión que se ejerza será absorbida por el colchón y no por la persona.

DECORACIÓN.-

Si te vas a dedicar profesionalmente al masaje tántrico, la decoración de la sala de masajes adquiere su importancia. Puedes utilizar la colocación de telas, cuadros y muebles para que contribuyan a crear una atmosfera relajada e íntima, a la vez que pulcra y profesional.

TIPOS DE MASAJE

Desde un punto de vista general, podemos dividir los masajes en dos tipos:

1º) DE FRICCIÓN (Deportivo, Cyriax, Quiromasaje, Ayurveda, Californiano, etc) en donde se emplea el aceite como medio deslizante.

2º) DE PRESION (SHIAT-SU, TUI-NA) en donde no se utiliza aceite.

En el masaje tántrico que propongo en mis cursos, se realizan una integración de herramientas de ambos tipos, lo que permite al alumno tener un mayor número de posibilidades, con una riqueza mayor.

El orden, por lo general, siempre debe ser el siguiente: primero masaje de presión, seguido de masaje con aceite. De esta manera reservamos los movimientos sin aceite para el inicio.

TÉCNICAS BÁSICAS DEL MASAJE

Podemos enumerar 7 técnicas básicas de masaje, a nivel general:

- Roce
- Fricción
- Percusión
- Tachadura
- Compresión
- Amasamiento
- Vibración

Además, existen tres más que reciben el nombre de "técnicas adaptadas", puesto que se derivan de las básicas:

- Sacudidas
- Pellizcamiento
- Torsiones

1º) Roce

Es la principal maniobra entre las técnicas de masaje. Consiste en rozar o deslizar la mano sobre la piel del paciente. En el caso del roce superficial no se produce deslizamiento de los tejidos subyacentes.

Es una maniobra introductoria a cualquier sesión. Así mismo se emplea para finalizar el masaje.

El ritmo es un elemento importante a la hora de aplicar esta maniobra que puede variar entre lento y uniforme, o ritmos rápidos, dependiendo de los efectos que se quieran conseguir.

También existe el roce profundo, el cual se diferencia del superficial porque alcanza tejidos profundos (músculos, sistema vascular, fascias, etc.), aparte de ser una técnica mixta en la que existe roce con desplazamiento y una ligera presión.

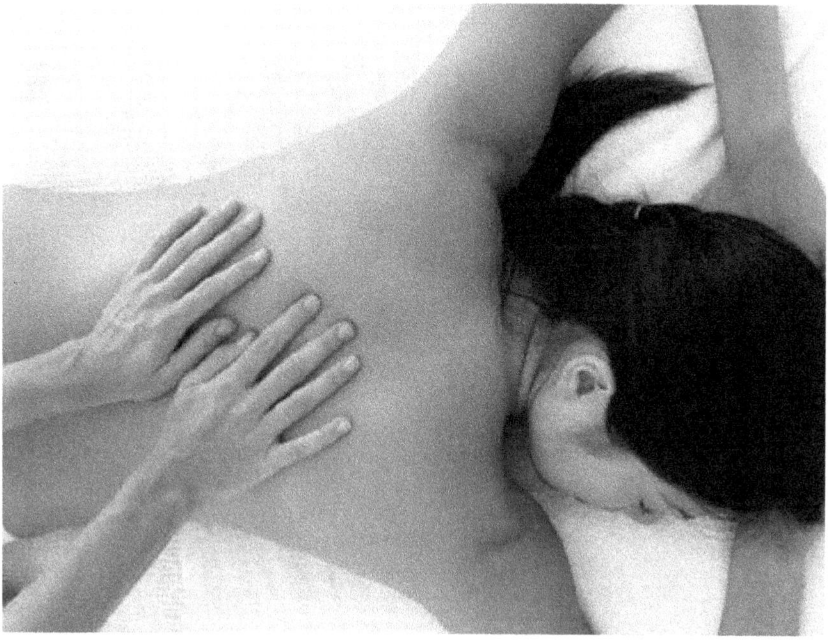

2º) Fricción

Esta maniobra pretende una movilización de los planos superficiales de piel sobre planos más profundos.

En esta maniobra la mano del fisioterapeuta y la piel formaran una unidad que buscara la presión controlada de los tejidos profundos dela zona a tratar.

La aplicación de las técnicas de masaje de fricción es mediante la utilización de los pulpejos y requiere de menor superficie de contacto que el roce. Los movimientos que la caracterizan son los circulares y los elípticos, así como los breves y precisos.

Esta maniobra tiene un fuerte efecto hiperemiante y dependiendo de la duración de la aplicación puede pasar de estimular a relajar, e inclusive a producir, fuerte analgesia.

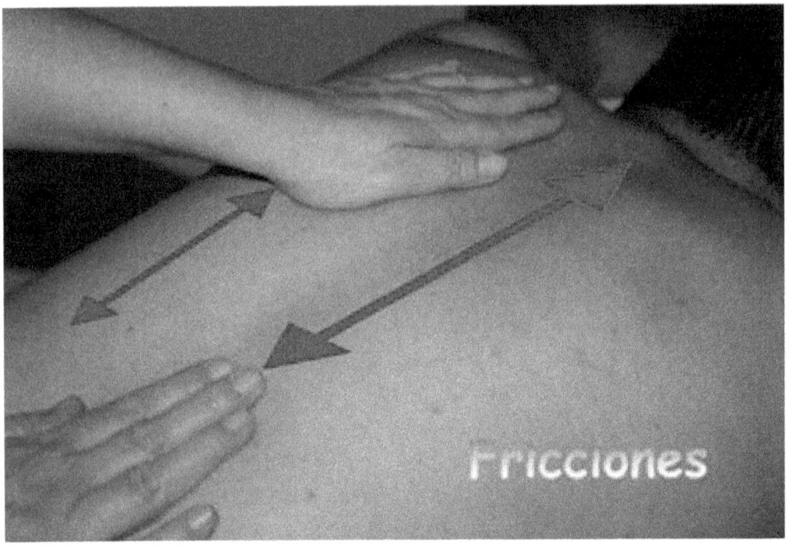

3º) Percusión

Dentro de las técnicas de masaje, la percusión requiere que las manos o partes de las manos administren golpes ligeros a un ritmo rápido sobre el cuerpo, las manos deben de estar en forma ahuecada y por consiguiente se debe escuchar un sonido hueco.

El movimiento debe desencadenarse desde el codo para dar estabilidad a la muñeca a la hora de percutir.

Las percusiones son técnicas de masaje por excelencia estimulantes.

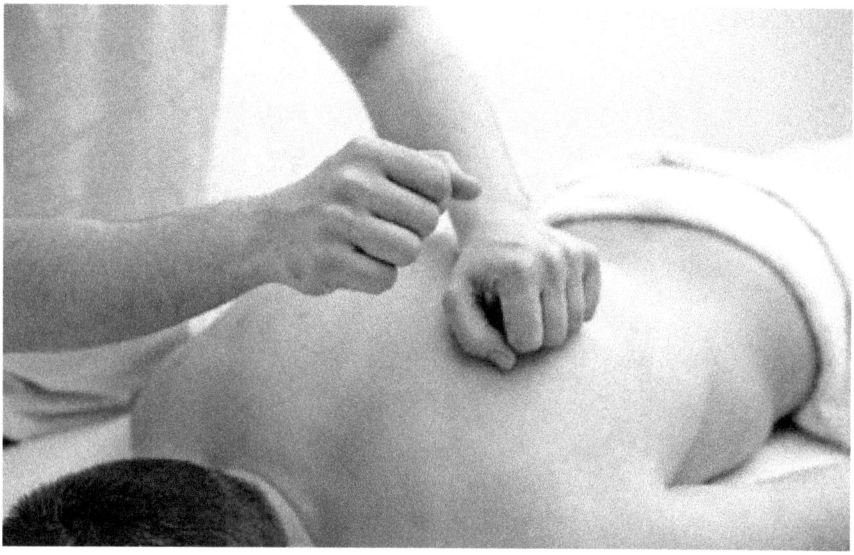

4º) Hachadura

La hachadura consiste en movimientos sucesivos realizados con el borde cubital de la mano, en la que los dedos golpean unos con otros con un toque elástico, su principal característica es la perdida de contacto repetido con la piel.

El impacto deberá ser muy breve y la presión, aunque enérgica, deberá estar calibrada en relación al efecto que se pretende conseguir. Las hachaduras son técnicas de masaje estimulantes por excelencia y con claro efecto estimulante sobre la circulación.

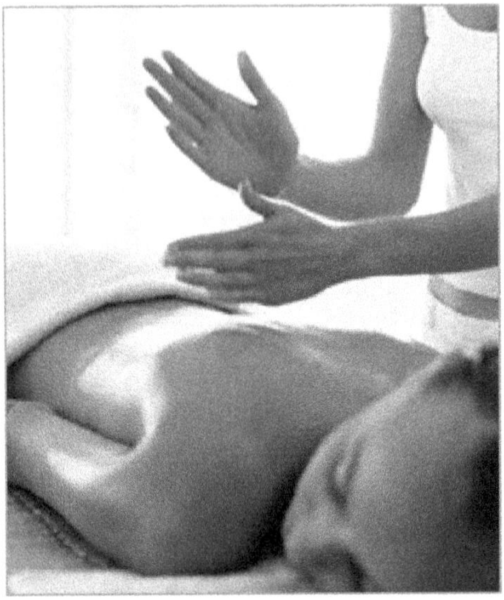

5º) Amasamiento

Esta técnica tiene como base la compresión de la piel, tejido subcutáneo o músculos subyacentes.

El amasamiento exige una mayor fuerza e intensidad de las manos. Consiste en coger, deslizar y levantar los tejidos musculares, intentando despegar los planos profundos y buscando desplazarlos transversalmente de un lado a otro, realizando al mismo tiempo una presión y un estiramiento con ligera torsión del vientre muscular.

Para realizar esta maniobra se colocan las manos sobre la zona cuyos músculos se quieren amasar, entre los dedos se intentará coger la masa muscular a tratar, realizando con las manos un efecto de garra que sujete firmemente los tejidos para poder realizar a continuación un movimiento de despliegue seguido de una torsión y estiramiento rítmico.

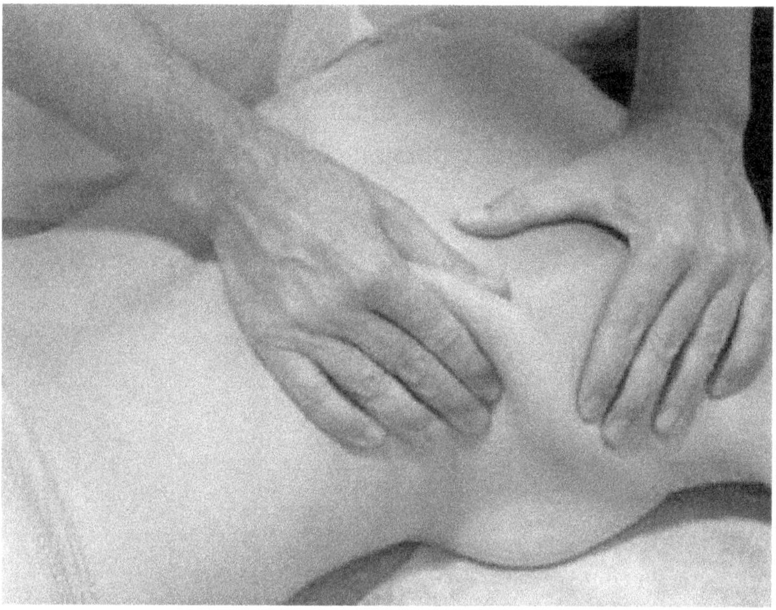

6º) Presión

Las técnicas de masaje no siempre incluyen el deslizamiento de las manos. Tal es el caso de la presión. En esta técnica no hay desplazamiento de los dedos. Se comprime y presiona la zona. La presión puede ser estática o presión con deslizamiento.

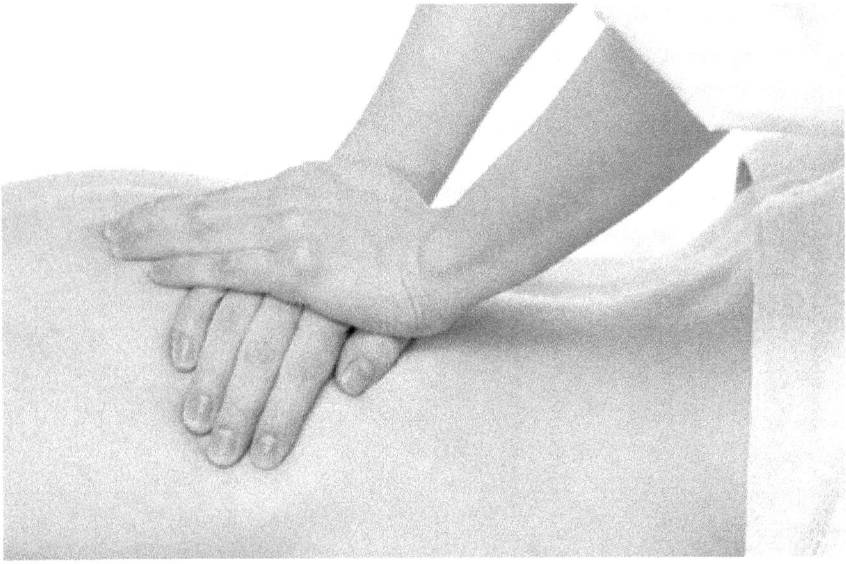

7º) Vibración

Se parte de una presión estática y variando su intensidad rítmicamente se intentarán producir movimientos vibratorios sobre la zona en tratamiento.

Las técnicas de masaje vibratorio requieren de un entrenamiento y una cierta pericia manual, ya que solo de esta manera el masajista consigue una frecuencia suficiente sin llegar al agotamiento.

Técnicas adaptadas de las técnicas de masaje básico.

- **Sacudidas:** Se deriva de la vibración. Tiene un efecto relajante sobre los músculos y alivian la tensión, avivan la circulación y reestablecen el tono muscular.
- **Pellizcamiento:** Tiene su raíz en la percusión y la hachadura. Se utiliza en el masaje deportivo junto con las sacudidas.
- **Torsiones:** Tienen como origen el amasamiento. Se utiliza en el masaje descontracturante debido a que utiliza las fuerzas de cizallamiento en la zona a tratar, provocando una eliminación de la tensión muscular, aplicada en ambas manos en un movimiento simultáneo.

MASAJE DE PRESIÓN

El masaje de presión deriva del *Shiatsu* japonés y del *Tui-na* chino. Ambos son terapias basadas en presiones aplicadas sobre los puntos de la acupuntura, con la finalidad de equilibrar la energía corporal y promover la salud.

Aunque el nombre significa "presión con los dedos" o "digitopuntura", también se realizan presiones con otras partes de la mano, así como con los codos, las rodillas e incluso con los pies.

Según la medicina china y japonesa, existe una fuerza vital conocida como *ki* o *chi*. Esta energía fluye por todo el cuerpo a través de 12 canales bilaterales que se comunican entre si y que se denominan meridianos energéticos. Cada meridiano está relacionado con un órgano o función psicofísica y se puede interaccionar con su *ki* en determinados puntos de su trayectoria:

los populares puntos de la acupuntura, conocidos en Japón como *tsubos*. En la salud, existe el equilibrio y el *chi* fluye de manera uniforme por los meridianos, mientras que en la enfermedad, el *chi* deja de circular con fluidez, abundando en algunas zonas y siendo escaso en otras.

ACEITE PARA MASAJE

Para masajear grandes superficies del cuerpo de tu pareja necesitarás un aceite para la piel y un lubricante para las partes genitales.

El aceite se utiliza para el masaje en el cuerpo. Para el masaje facial se utiliza una crema hidratante o nada.

Existen diferentes tipos de aceites. Muy recomendable el Aloe Vera de Johnson (tapón verde). Se puede rebajar con colonia de baño si se quiere dar una sensación refrescante.

El aceite de algas es muy aconsejable, en sus dos modalidades: tonificante y relajante.

También el aceite de almendras es muy agradable.

Para el masaje de Yoni se puede utilizar un lubricante de los muchos que hay en el mercado. Los lubricantes se pueden clasificar en dos grupos: los de base oleosa (derivados del petróleo), como la vaselina o silicona y los lubricantes de base de agua.

Los de base en agua tienen el problema de que se secan y hay que volver a aplicarlos de nuevo. Los de base de silicona resbalan más y ayudan mucho más a la lubricación porque no se secan.

RITUAL DEL ACEITE

Antes de trabajar sobre cada parte del cuerpo hay que impregnarla de aceite.

No se debe embadurnar de manera exagerada. Hay que utilizar la cantidad de aceite necesaria para que las manos se deslicen de manera suave y regular, sin que produzca una fricción molesta o pellizcos. Si el cuerpo se encuentra demasiado empapado de aceite, tampoco se podrá ejercer el contacto adecuado.

Es conveniente calentar un poco el aceite previamente, ya sea metiéndolo en agua caliente o colocándolo al lado de una estufa.

El aceite se vierte primero sobre las manos y luego desde estas al cuerpo.

La sensación que produce el primer contacto es fundamental. Después de repartir homogéneamente el aceite por tus manos, muévelas muy lentamente sobre el cuerpo sobre el que va s a dar el masaje.

Cuando se comienza a extender el aceite, al principio del masaje, se extiende por todo el cuerpo, independientemente de que vayamos a trabajar una parte en concreto. Es una manera de reconocer la unidad de la persona. Ya que la gran mayoría de aceites son absorbidos rápidamente por la piel, es necesario volver a aplicar el aceite en cada parte del cuerpo según vayamos trabajando por zonas.

No obstante, aunque vayamos trabajando por zonas, siempre debemos integrar la unidad extendiendo aceite ligeramente por todo el cuerpo, aunque pongamos mayor cantidad en la zona que vayamos a trabajar.

Cuando necesites más aceite para continuar el masaje, es aconsejable mantener siempre una mano en contacto con el cuerpo.

En el mismo orden de cosas, en caso de que por cualquier motivo tuvieses que abandonar momentáneamente el contacto con el cuerpo, se puede utilizar una mano del paciente colocándola sobre la parte del cuerpo sobre la que se está produciendo el masaje, para que haga las veces de la mano del masajista. No es lo mejor, pero es una alternativa.

MODULO III

LA DINÁMICA DEL MASAJE

OCHO PASOS PREVIOS PARA TU SESIÓN INTIMA DE MASAJE TÁNTRICO

El masaje tántrico se puede utilizar tanto a nivel profesional como a nivel intimo para el crecimiento de tus relaciones íntimas. A continuación, describo los 8 pasos previos que deberías realizar a nivel íntimo con tu pareja.

- PRIMER PASO. Establece, con tu pareja, fecha y hora para vuestra sesión tántrica. Para ello reservar dos horas de vuestro tiempo y procurar no hacer cambios de última hora por estar cansados...la sesión revigorizará vuestro cuerpo y energías.

- SEGUNDO PASO. Es importante tener una mente abierta y sin prejuicios. A muchas personas al principio les parece extraño y un poco tonta la práctica de mirarse a los ojos...hasta que lo hacen.

- TERCER PASO. Prepara el lugar de encuentro, tu templo sagrado, de manera adecuada para el evento que se va a celebrar: adornos, decoración con flores o incienso, velas de colores, pétalos de rosa por el suelo, frutas naturales, música, temperatura e iluminación adecuada o cualquier otra cosa que contribuya a hacer que sea algo especial. Convierte tu dormitorio en un lugar mágico de amor.

- CUARTO PASO. Antes de comenzar toma un baño relajante.

- QUINTO PASO. Meditar juntos para calmar vuestras mentes de la actividad diaria y conectar vuestros corazones. Sentados uno en frente del otro con los ojos cerrados. Respira de manera suave, profunda y calmada, relajándote pero en estado de alerta, sintiendo consciencia, presencia. Incluso puedes utilizar una meditación guiada.

- SEXTO PASO. Acto seguido, es el momento de mirarse profundamente a los ojos, el espejo del alma, durante entre 5 y 10 minutos. Puede parecer mucho tiempo al principio pero cuando conectéis a nivel energético, comprobarás que el resultado es delicioso.

- SEPTIMO PASO. El siguiente paso es sentarse en la posición Yab Yum, la posición del abrazo. La mujer se sienta encima de las piernas del hombre (vestidos o desnudos) mientras que os abrazais. Siente la respiración de tu pareja de manera acompasada a la tuya. Esto permite salir de la mente y que los cuerpos se sintonicen.

- OCTAVO PASO. Después de 5 a 10 minutos en *Yab Yum* llega el momento del beso tántrico. Imagina que estais intercambiando el aliento. Entonces unir vuestros labios en un beso suave y dulce. Permitir a vuestros labios fundirse en un LENTO beso sensual. Relájate y permítete saborear el beso desde la presencia, desde el aquí y el ahora.

Ahora ya estáis preparados para dar y recibir el masaje consciente. Este masaje no está centrado en el orgasmo así que no trates de conseguirlo, simplemente disfruta del placer. Y si decides hacer el amor, no te precipites; permite que la penetración suceda de manera natural, sin esfuerzo alguno. Te deseo una feliz sesión tántrica.

LA SECUENCIA BÁSICA DEL MASAJE TÁNTRICO

Es mucho más fácil aprender la técnica del masaje si se desglosa por partes. Aunque debemos entender y tener siempre presente que estamos ante un todo unitario.

Se comienza con la **CONEXIÓN**, maniobra que como su nombre indica consiste en conectar con la persona. Para ello se colocan las manos sobre el cuerpo y se respira de manera acompasada con la intención de establecer un vínculo de unión con la pareja o paciente.

Después se inicia con maniobras de presión, en las que no hacen falta aceite, para posteriormente pasar a las maniobras de fricción con aceite. Para facilitar el aprendizaje y dotar del mayor número de herramientas al estudiante, a lo largo del libro, he separado el masaje de presión y el masaje con aceite en cada una de las zonas que expongo. Con la práctica observarás que tal separación es ilusoria y el uso que harás de las diferentes maniobras dependerá de cada caso en concreto. Con el tiempo, eligirás una serie de maniobras con las que te sentirás más cómodo que otras.

Se empieza dando el masaje en la parte posterior del cuerpo, trabajando desde la cabeza hasta los pies.

Después se da la vuelta al paciente y se vuelve a trabajar en orden descendente.

La secuencia es la siguiente:

1º) **LA ESPALDA.** Se comienza dando masaje, primero, sobre toda la zona de la espalda y luego en zonas más concretas : los hombros, omoplatos y parte superior de la espalda. Luego la parte inferior, nalgas y lados del torso, y finalmente la columna vertebral.

2º) **PARTE POSTERIOR DE LAS PIERNAS Y PIES.** Se trabaja la pierna en dirección ascendente, comenzando por el pie.

3º) **CUELLO Y HOMBROS.** En la parte frontal del cuerpo. Masajeamos la parte anterior y posterior de los hombros, a la vez. Luego haciendo volver la cabeza se trabaja sobre cada uno de los hombros.

4º) **CABEZA Y CARA.** Masajeamos el cuero cabelludo y luego la cara. El masaje facial empieza por la frente bajando hasta la barbilla, realizando movimientos desde el centro hacia los lados.

5º) **BRAZOS Y MANOS.** Primero se abre desde el cuello con movimientos generales hacia fuera y hacia abajo. Posteriormente se trabaja hacia arriba.

6º) **TORSO Y EL ABDOMEN.** Se masajea la caja torácica y los costados. Se baja desde arriba hasta el vientre, rodeando el abdomen y subiendo por los costados.

7º) **PARTE ANTERIOR DE LAS PIERNAS.** De abajo hacia arriba

8º) **MASAJE DE YONI O DE LINGAM.**

Entre zona y zona se deben conectar todas las partes del cuerpo por medio de pases largos de conexión, o también descansando las manos brevemente en dos zonas separadas del cuerpo. Como podrás comprobar, el masaje utiliza diferentes técnicas y herramientas, pero por encima de todo es un arte en el que la sensibilidad y la actitud del masajista son determinantes.

En el masaje tradicional se trabaja en dirección hacia el corazón, con el fín de favorecer la circulación sanguínea pero, en el masaje tántrico, más enfocado hacia la sensualidad, la relajación y el equilibrio de ciertas energías, las secuencias que emplearemos solo se ajustan a este principio cuando es necesario.

El masaje tiene varias clasificaciones de acuerdo a su especialidad.

En esta sección hablaremos acerca de las técnicas básicas manuales, que como su nombre lo dice, generalmente se realizan con la mano del fisioterapeuta mediante las cuales se propaga una energía mecánica entre dos medios, siendo uno de ellos el activo, es decir las manos del terapeuta físico y el otro medio pasivo, compuesto por los tejidos corporales que se trabajan.

LA CONEXIÓN TÁNTRICA

Es muy importante establecer una conexión espiritual con tu pareja o con tu paciente antes de comenzar el masaje.

- Colócate en una posición cómoda y pon tus manos sobre el cuerpo, ya sea sobre la espalda, sobre el corazón y la frente, o donde tu intuición te sugiera adecuado. Esto dependerá de por donde empieces el masaje. Recuerda que la secuencia que doy no debe ser un dogma de fe inamovible.
- Concéntrate en sincronizarte con la respiración de tu pareja. Piensa que cada uno tenéis un volumen pulmonar distinto y deberás ser tu quien se adapte a su ritmo y no al revés.
- Dile a tu pareja que se centre en la respiración y que se relaje. Que abandone sus tensiones y preocupaciones. Cuando respiráis juntos se produce automáticamente un estado de conexión o unión entre ambos.
- Este proceso puede durar varios minutos. Una vez terminado, comienza el masaje propiamente dicho.

MASAJE DE ESPALDA

PRESIÓN.-

La espalda es la zona más musculada y más grande del cuerpo por lo que es muy importante para conseguir una buena relajación y predisposición.

Se inicia el masaje con presiones. El principal meridiano de la espalda es el meridiano de la vejiga, el cual es el más largo de todos y desciende por ambos lados de la columna vertebral hasta la región sacra.

Realizando presiones sobre la espalda se estimulan los nervios espinales que se dirigen a todos los órganos internos. Los *tsubos* de la parte superior de la espalda actúan sobre los meridianos relacionados con los pulmones y el corazón; los de la mitad, actúan sobre aquellos relacionados con los procesos digestivos; los de la región lumbar sobre aquellos que controlan riñones e intestinos; estando el sacro relacionado con la misma vejiga y las funciones genitales. Los dolores en determinadas zonas de la espalda, a veces, pueden indicar un mal funcionamiento de su correspondiente órgano.

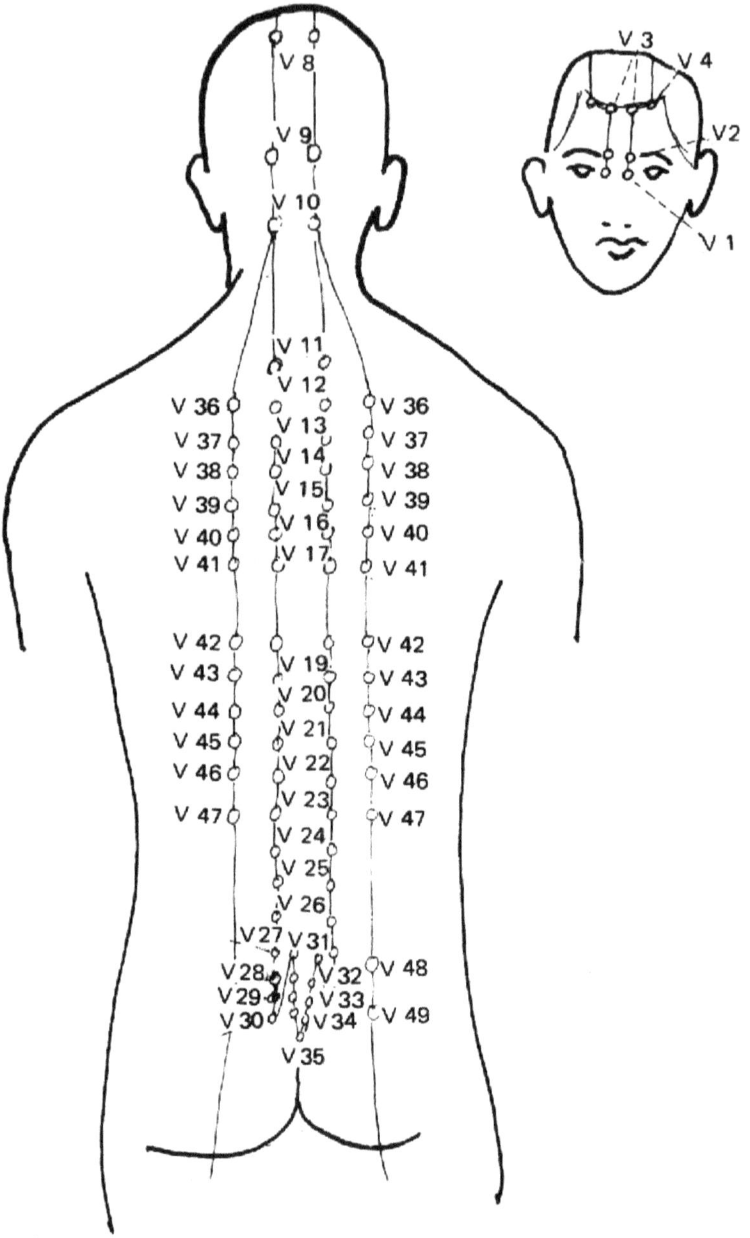

Iniciamos las presiones con diferentes herramientas, encaminadas a calentar la zona y hacer que afluya la sangre a ella.

1. **Rollitos horizontales**. Se agarra con las dos manos la piel haciendo un movimiento como de hacer un rollito, y se suelta. Se realizan perpendicularmente a la columna. Este movimiento se realiza a lo largo de toda la espalda y a ambos lados.

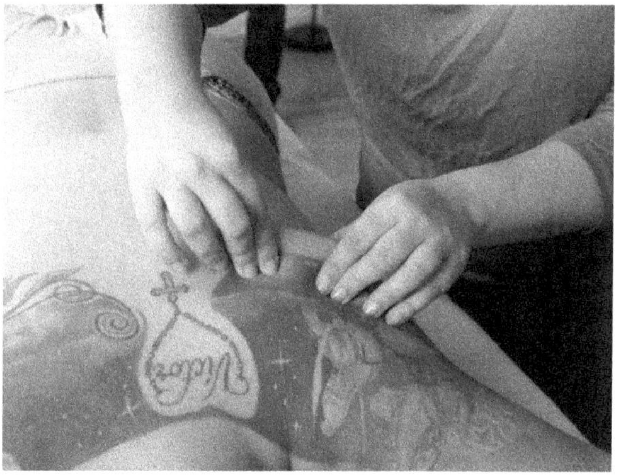

2. **Rollitos transversales**. El mismo movimiento pero realizado en paralelo a la columna.

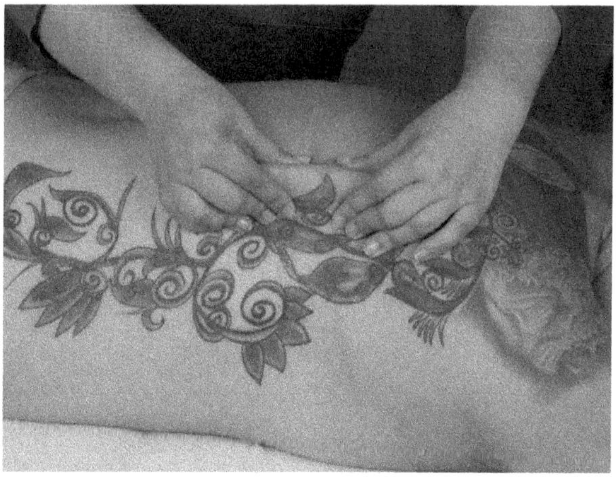

3. **Pellizco vibratorio.** Se coge entre el pulgar y el anular una porción de piel a la vez que se mueve muy brevemente y se suelta.

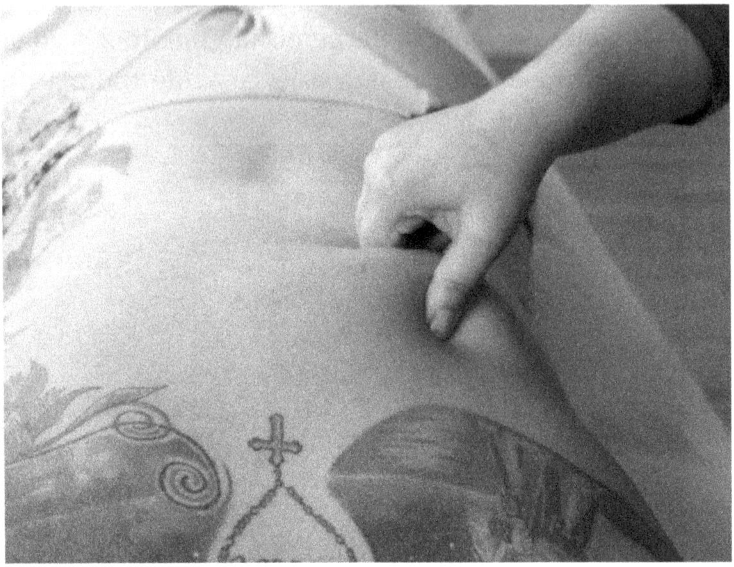

4. **Cizallamiento de omóplato.** Se coloca el brazo del paciente, torsionado sobre la espalda (de la forma correcta) a la vez que con el canto de la mano se cizalla el interior del omóplato hasta donde sea posible.

Iniciamos las presiones con las palmas de la mano. Para ello se apoyan las manos a ambos lados de la columna, comenzando por la parte superior y continuando por toda la espina dorsal hasta que se alcanzan los glúteos. Esta fase se puede repetir varias veces.

Posteriormente se realiza el mismo procedimiento anterior, pero esta vez presionando con el pulgar a lo largo de toda la columna vertebral. También se puede repetir esta fase varias veces.

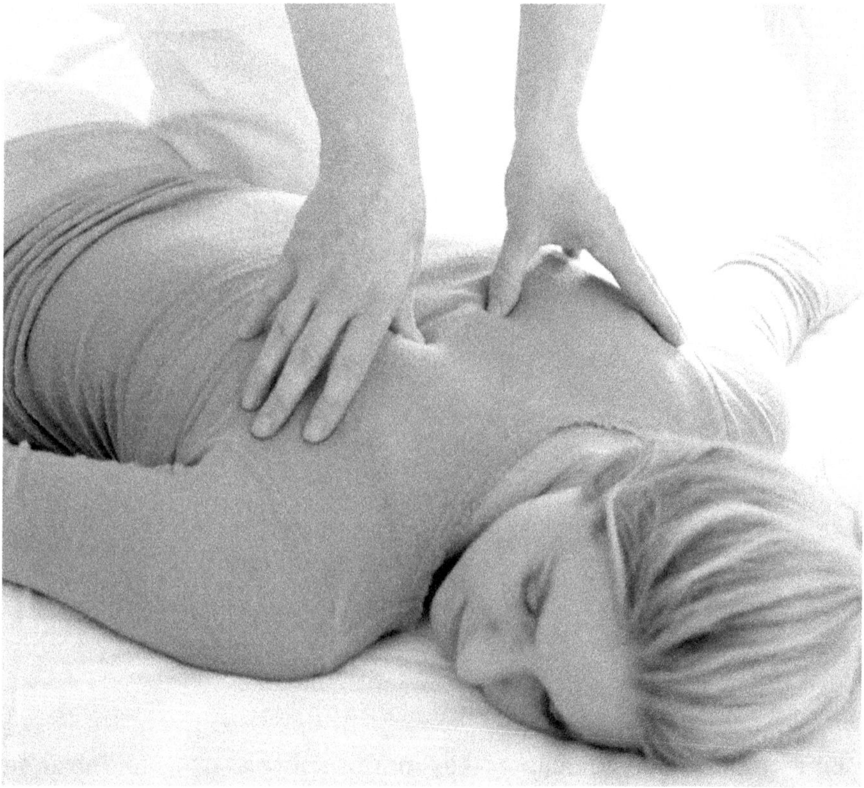

Las presiones anteriores se pueden realizar con comodidad colocándose detrás de la cabeza del paciente, pero también se pueden realizar desde otras posiciones laterales.

A continuación, se realiza el llamado estiramiento vertebral. Para ello se coloca una mano sobre la parte superior de las cervicales y la otra en la parte más baja de la columna, a la altura de la cadera. El masajista, utilizando el peso de su propio cuerpo, estira la columna.

También se pueden realizar estiramientos diagonales, realizando el mismo procedimiento mientras se coloca una mano en un omóplato y la otra en la cadera opuesta.

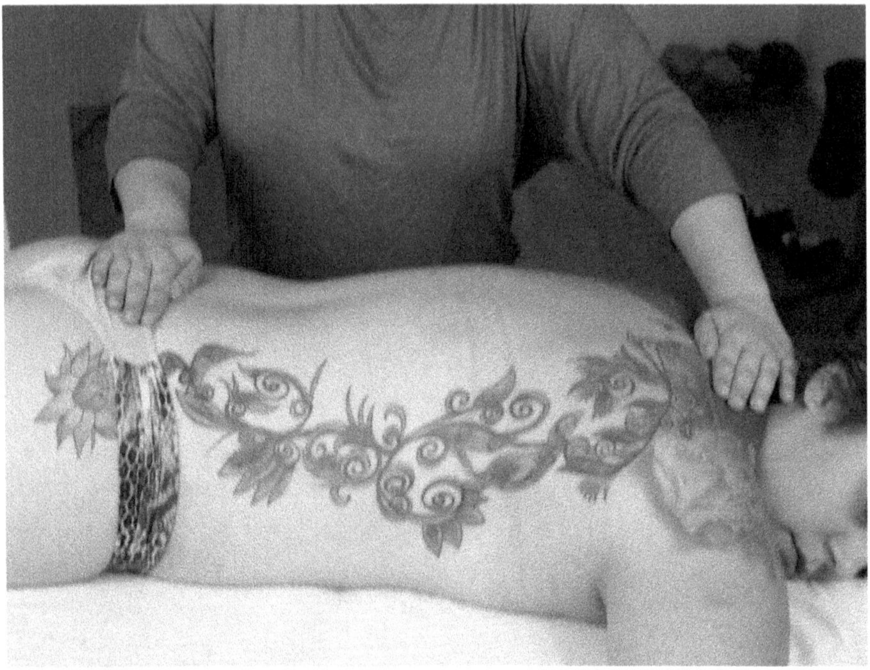

En este punto, se colocan ambas manos sobre el coxis mientras se realiza un movimiento giratorio y se presiona de manera controlada.

Proseguimos con el "caminar sobre la columna", proceso por el que utilizando ambas manos, una sobre la otra (la de abajo haciendo de almohadilla) presionan ambos lados de la columna, de abajo hacia arriba. Cuando se llega a las cervicales se vuelve a realizar el estiramiento vertebral. Todo el proceso se puede repetir varias veces.

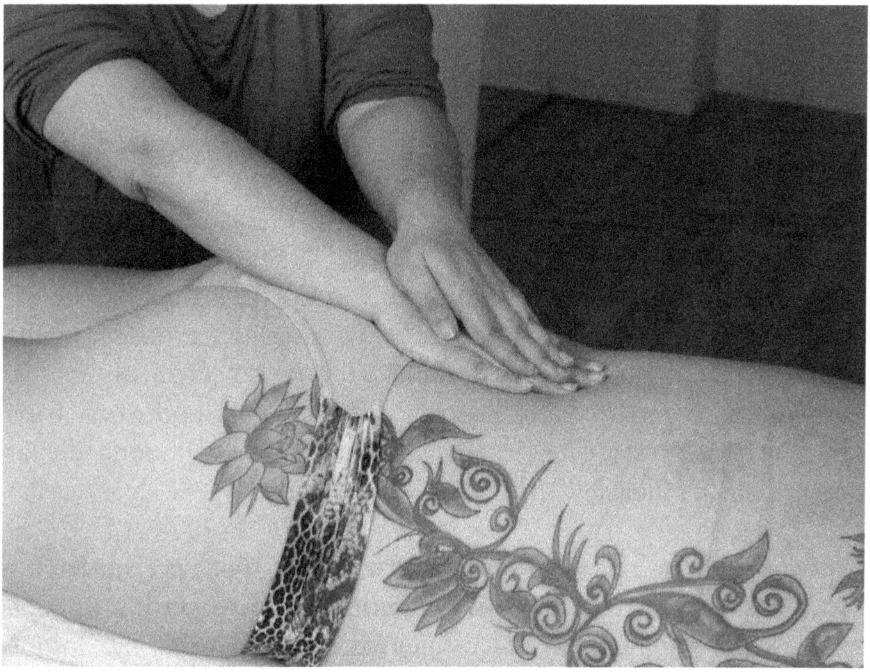

La siguiente maniobra es la de "estiramiento lateral" por el que se va como caminando de manera controlada con ambas manos, estirando la espalda hacia los laterales. Una mano estira hacia la derecha y la otra hacia la izquierda.

Puedes terminar con una maniobra de vibración, utilizando el codo como correa de transmisión. Colocas el codo en diferentes partes de la espalda y lo haces vibrar. El efecto es relajante.

ACEITE.-

Pon aceite sobre tus manos y extiéndelo por toda la espalda, e incluso una pequeña cantidad por las piernas como ya hemos dicho antes, para crear una sensación de unidad.

Masajea toda la parte superior de la espalda con movimientos amplios y circulares. Hazlo sin prisas, más bien despacio, alternando diferentes presiones, hasta que veas que la persona se relaja.

Amasa los músculos grandes que van desde la columna al hombro, entre el pulgar y los demás dedos, de manera coordinada con ambas manos.

Luego alterna diferentes movimientos circulares con el pulgar por diferentes zonas de la espalda.

Colócate detrás de la cabeza y empujando con las palmas de las manos, en movimientos circulares descendentes desde arriba hacia abajo, siguiendo la columna y abriendo hacia afuera. La maniobra se realiza varias veces, cada vez cubriendo una zona más amplia, hasta que se termina abriendo por la zona de las nalgas hacia afuera.

Luego repite las mismas maniobras anteriores pero presionando y friccionando con el pulgar. Esta maniobra es más delicada y puede ser utilizada incluso para tratamientos quiroprácticos, por lo que si no se tiene la preparación adecuada hay que realizarla sin presionar en exceso.

También puedes recorrer de manera suave con los dedos, con movimientos zig-zageantes las vertebras, masajeando los contornos. Esto, repito, debe hacerse de manera muy suave.

MASAJE DE CADERAS

PRESIÓN.-

El masaje de caderas lo separo del de espalda por motivos pedagógicos, pero debe ir unido al de espalda en su totalidad. Por tal motivo, se debe realizar primeramente el masaje de presión de espalda y caderas para pasar luego al pasaje con aceite de espalda y caderas.

Con los talones de las manos, localizando la cavidad de los lados de los glúteos, justo por detrás de donde sobresale el hueso de la cadera. Con los dedos apuntando hacia adentro, presiona hacia el interior con la base de las manos. Repite la maniobra varias veces.

Se deben localizar en el sacro, el triángulo óseo situado en la base de la columna, los cuatro pares de agujeros o foraminas por los que atraviesan los nervios espinales.

Una vez localizados, al igual que con la espalda, hacemos una línea imaginaria en la que vamos a presionar primero con las palmas de la mano, en dirección descendente, varias secuencias. Y posteriormente lo haremos con el pulgar.

ACEITE.-

Amasa las nalgas utilizando las técnicas de toda la mano y la de los pulgares, con movimientos circulares y diversas profundidades y velocidades, como se ha explicado en la espalda.

También se puede utilizar una maniobra muy parecida a la que hemos realizado en la parte de presión, pero esta vez amasando, movilizando y arrastrando los costados de la cadera y las nalgas hacia el centro, en un movimiento de recogida con ambas manos a la vez. Se realiza con ambas manos y de un extremo al otro, repetidas veces.

MASAJE DE PIERNAS (POSTERIOR)

PRESIÓN.-

Se van a presionar, primero con toda la palma y posteriormente con los dos pulgares a la vez, todo el recorrido de la pierna en sentido de abajo hacia arriba.

Para ello hacemos una línea imaginaria a lo largo de la pierna y la vamos recorriendo con diferentes presiones. Cuando llegamos arriba, volvemos a empezar de nuevo otra serie. Así varias veces. Primero con la palma y luego con los pulgares

Cuando la presión se realiza con los pulgares, se puede realizar un pequeño movimiento circular, sin generar desplazamiento, sobre el punto.

No se debe presionar la parte posterior de las rodillas.

ACEITE.-

Hay que tener precaución si la persona tiene varices. En dicho caso se deberá dar el masaje muy suave.

Primeramente, se vuelve a extender aceite sobre ambas piernas, a la vez que se integra dicha parte con movimientos extensivos a la espalda y las nalgas.

Una vez realizado esto, se inicia el masaje por una de las piernas. El masaje se inicia desde abajo hacia arriba.

Empezamos movilizando con movimientos amplios toda la zona del tobillo y gemelos. Amasamos con movimientos circulares de ambas manos.

Después hacemos lo mismo amasando con los pulgares. Hacemos varias series.

Terminamos con un drenaje linfático, primero con la palma o talón de la mano y luego con los pulgares.

Para el drenaje se utiliza un pulgar detrás del otro (el caso de hacerlo con pulgares) o una mano detrás de la otra (si se hace con las manos), subiendo gradualmente, de manera lenta y firme por el gemelo. El movimiento debe ser rítmico y continuado.

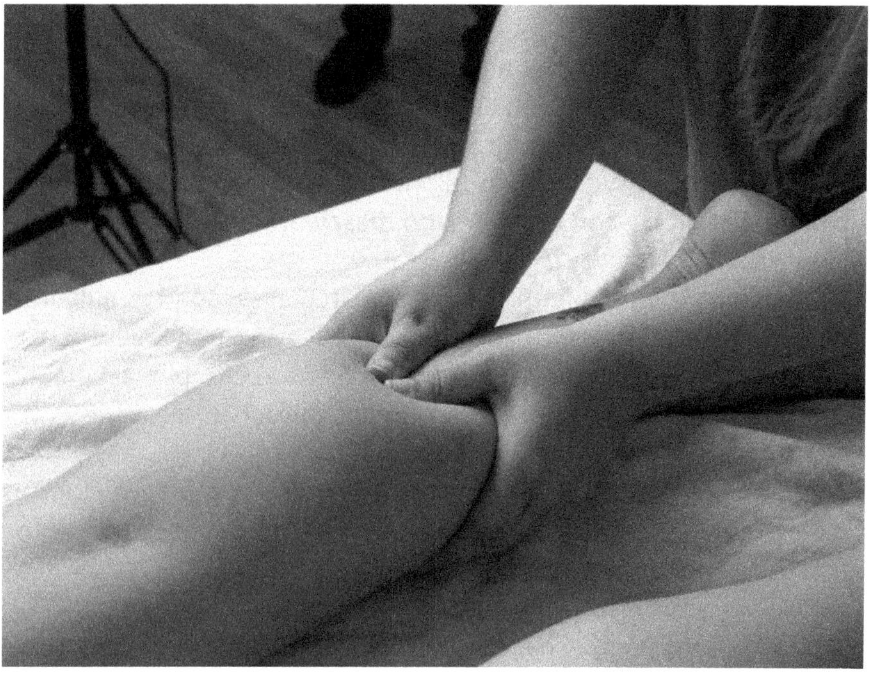

El mismo proceso se vuelve a realizar con la parte superior de la pierna: los muslos

Se termina con un movimiento de rotación circular envolvente, en el que se moviliza en un pase todo el muslo y el glúteo.

MASAJE DE PIES

ACEITE.-

El principal problema con esta zona, incluso para quien le resulta excitante, son las cosquillas. Pero esta dificultad se supera con facilidad si quien da el masaje sabe lo que hacer.

Con algo de aceite en las palmas de las manos, con movimientos amplios y firmes cubre todo el pie.

Sujeta el pie entre las manos, con firmeza, una por arriba y otra por debajo. Haz un movimiento de fricción con ambas manos, en dirección hacia los dedos, una y otra vez.

Puedes sujetar el pie por el talón, con una mano, o depositarlo sobre tu pierna, y con la otra mano masajear.

Realiza movimientos lentos, firmes y circulares, con los pulgares, de fricción por la planta, con firmeza. También movimientos con los pulgares o con los nudillos en línea recta por la planta. Presiona fuertemente para evitar las cosquillas.

Experimenta y encuentra zonas que tu pareja pueda encontrar estimulantes. Practica la escucha. Es muy difícil saber que puntos serían buenos en cada persona.

Por eso siempre escucha. El lugar favorito, sobre todo en mujeres es el arco interior del pie. Desliza el pulgar con firmeza y con distintas presiones y velocidades, por toda la zona. Repítelo varias veces hasta que descubras lo que agrada y desagrada.

Luego, empuja con suavidad los dedos del pie hacia arriba, tensionando todo el sistema tendino-articular del pie. Posteriormente, en dirección contraria, coge con la mano y estira los dedos del pie hacia abajo. Puedes alternar ambas maniobras varias veces. Es muy agradable y saludable.

Otra maniobra deliciosa consiste en coger con ambas manos el pie y a la vez que se fricciona en dirección a los dedos, estrujarlo, como ordeñándolo, por los cantos de manera firme y deliciosa. Puedes alternar ambas manos en el proceso, de manera que nunca sueltes el pie.

También puedes coger los dedos uno por uno y estirarlos con suavidad, deslizando tus dedos por entre medias. Coge un dedo del pie, cada vez, entre tu índice y tu pulgar. Comienza por la base y aleja la mano del pie, mientras tiras con suavidad del dedo.

Busca el equilibrio entre la brusquedad y lo sofisticado. Utiliza bastante lubricante y estate atento a la respuesta.

MASAJE CERVICAL

Una vez que la persona se ha dado la vuelta, podemos comenzar con la parte frontal del cuerpo. En el masaje cervical y de cabeza podemos o no utilizar elemento deslizante en absoluto o un poco de crema hidratante, nunca aceite en la cara.

En general, es mejor masajear el cuello desde abajo que desde arriba. La única dificultad es conseguir una presión firme sin llegar a levantar la cabeza de la persona.

Empieza con los dedos juntos sobre los lados del cuello de tu pareja, describiendo círculos y moviendo y amasando los músculos más profundos.

Colocándote detrás de la cabeza, y usando el dedo corazón de cada mano, presiona a ambos lados de la columna cervical, a intervalos de un centímetro, desde la base del cráneo hasta la base del cuello.

Lleva los dedos al borde exterior de los músculos principales de la parte posterior del cuello y presiona con ambas manos, con el dedo corazón, a intervalos de un centímetro desde la base del cuello hacia arriba.

Finalizamos con un estiramiento del cuello. Coloca los dedos debajo del cuello con los pulgares apuntando hacia las clavículas y la base de las manos bajo la mandíbula. Desde esta posición debes estirar hacia la cabeza con firmeza, sin brusquedades.

MASAJE DE CABEZA. FACIAL

Es una de las zonas más relajantes. Las presiones deben ser firmes, en general, pero más suaves al presionar sobre las cavidades.

1. Fricciones en el cuero cabelludo. Pasa las manos entre el cabello friccionando en dirección hacia la nuca.
2. Estira el cabello. Hazlo cogiendo mechones y tirando suavemente de el.
3. Sujeta la cabeza por las sienes y con un pulgar al lado del otro presiona en el centro de la frente, donde nace el cabello, desde el centro hacia afuera, en dirección hacia la sien. Haz una línea imaginaria para recubrir toda la frente. Incluye las cejas.
4. Coloca los pulgares sobre los parpados y mantén una leve presión a la vez que haces imperceptibles giros, con mucha suavidad.
5. Sigue bajando por la cara, abriendo con los pulgares hacia afuera.
6. Coloca los pulgares debajo de la nariz, cerca de los labios, y abre con el mismo movimiento hacia afuera.
7. Coloca los pulgares sobre la comisura de la boca y gira sobre el punto suavemente. Abre hacia afuera.
8. Coloca los pulgares debajo del labio inferior y abre hacia afuera.
9. Cuando llegues a la altura de la barbilla rodeala marcando con el pulgar y con el meñique roza con suavidad por la garganta, haciendo todo el giro hasta alcanzar la oreja.

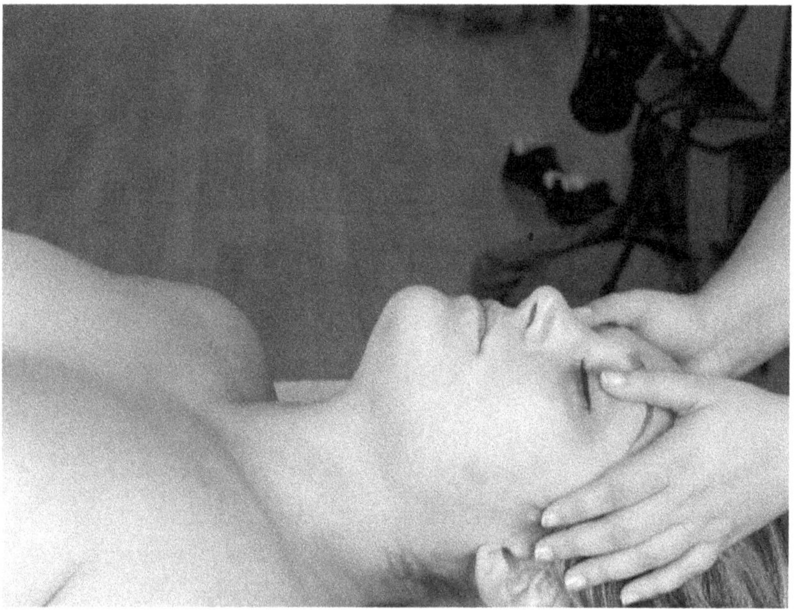

MASAJE DE TORSO Y ABDOMEN

PRESIÓN.-

Situado detrás de la cabeza, existen varias presiones encaminadas a la relajación y tonificación.

- Coloca la base de las manos en las cavidades que se forman entre el pecho y la articulación del hombro, con los dedos posicionados hacia afuera, rodeando la curva de los hombros. Presiona desde el *hara* y los hombros.

- Coloca las manos con las palmas hacia abajo, sobre los lados, a la altura del nacimiento del musculo pectoral, y los pulgares apoyados sobre el pecho, en la separación entre dos costillas. Inclínate hacia adelante y presiona con suavidad, con todo el pulgar hacia afuera del esternón. Luego vete a la siguiente separación entre costillas y repite el mismo procedimiento. Recorre toda la parte superior del pecho, evitando los senos en el caso femenino.

ACEITE.-

Los seres humanos afrontamos el contacto social con la parte delantera de nuestro cuerpo. Por lo tanto, el estado de nuestro torso repercute en la forma de sentir y de relacionarnos con los demás. Por un lado, está la caja torácica, con las costillas, que protege al corazón y a los pulmones y por otro la pared abdominal, más blanda y desprotegida. Se debe, por tanto, tener en cuenta que al dar masaje en esta zona, lo estamos haciendo en un lugar especialmente vulnerable y sensible de la persona, por lo que los masajes siempre deben ser suaves.

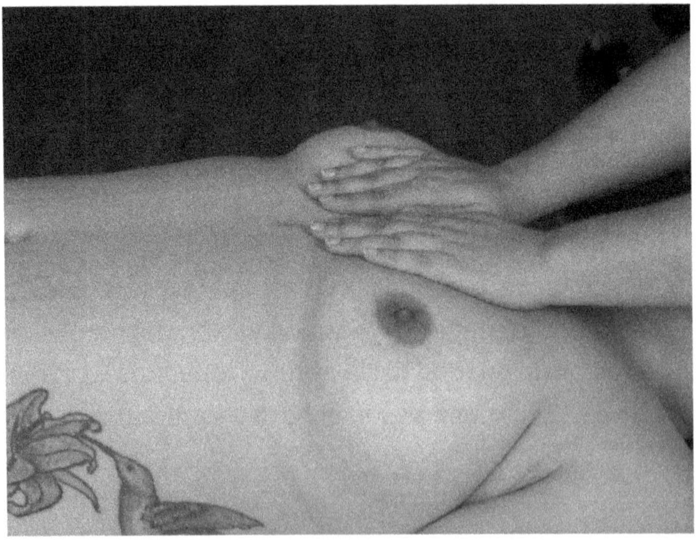

Comienza el masaje con fricciones lentas amplias y firmes.

- Masajea todo el pecho con las manos bien lubricadas, mediante pases amplios y circulares. Que lleguen a los costados.
- Apoya las manos suavemente sobre la parte superior del pecho. Luego deslízalas despacio por la parte central, adaptándote a las formas del cuerpo (evitando en un primer momento el contacto directo con los pechos en el caso femenino) hasta llegar al abdomen, en donde abres hacia afuera las manos y vuelves a subirlas por los costados hacia arriba, hasta volver a llegar a la posición de partida en la parte superior del pecho. Esta maniobra la puedes realizar varias veces, variando su amplitud, desde el giro al comienzo del estomago, hasta el giro por debajo del ombligo.

MASAJE DE SENOS FEMENINO

El masaje de pechos se practica con aceite.

1. Coloca suavemente las manos sobre los pechos, sin entrar en contacto con los pezones, déjalas quietas.
2. Utilizando aceite templado extiéndelo con suavidad por ellos, con las manos planas y movimientos amplios. No olvides llegar hasta las axilas y no te centres en la parte central. Puedes incluso incluir los hombros.
3. Pasando por alto los pezones, masajea el tejido del pecho con suavidad y firmeza, sin retirar nunca los dedos de la piel ni perder el contacto, mientras masajeas la zona.
4. Hazlo como si estrecharas la mano de alguien.

5. Intercala movimientos pequeños y circulares con las yemas de los dedos.
6. A algunas mujeres les agrada que les retuerzan los pechos. Coge una gran porción del pecho con una mano y apriétalo con bastante firmeza. Lo que hagas dependerá del tamaño y la dureza de los pechos de ella.
7. Experimenta con varios tipos de caricias y presiones, mientras escuchas lo que a ella le gusta. Escucha...siempre escucha. Y no te guies por tus experiencias anteriores.
8. Cuando llegues a los pezones prueba todo tipo de caricias: frota, agita, sujeta con firmeza entre los dedos, pellizca, agarra y aumenta paulatinamente la presión hasta que notes que debes parar.
9. Coge firmemente los pezones y después haz vibrar con más presión, sin que los dedos suelten nunca el pezón. Repite mientras haces vibrar la mano entera, pellizca repetidas veces y luego suelta... Empuja el pecho hacia el interior y masajéalo, luego tira hacia afuera...tira hacia afuera y retuerce (Depende de cada mujer). Las posibilidades son infinitas y debes practicar la escucha para dar lo que ella demanda.
10. Los cubitos de hielo semiderretidos también son buenos, deslizándolos despacio hacia los pezones o incluso sobre ellos.
11. Después, puedes dar aceite a tu cuerpo y frotarlo sobre ella, como se explica en el apartado de *bodymassage*. Puedes frotar con tu Lingam sus pechos.

12. A veces, cuando la excitación llega a altos grados, puedes endurecer el trato. Muchas mujeres se excitan mucho con las sensaciones extremas, si bien solo algunas disfrutan del dolor. Todo esto has de hacerlo practicando siempre la escucha, sintiendo y fluyendo. Es por ello que la conexión es determinante y de poco sirven las recetas enlatadas de masaje, si bien es bueno que conozcas herramientas para que puedas aplicarlas.

MASAJE DE PECHO MASCULINO

El pecho es una zona muy erógena para la mayoría de las personas, aunque muchos hombres consideran tales placeres como poco viriles por lo que los desconocen o se los niegan. Por tal motivo, una mujer puede tener que ser paciente y pedagoga para llevar a un hombre a un estado de relajación en el que pueda admitir que ciertas caricias son agradables.

1. Acércate gradualmente a los pezones, para evitarlos con movimientos circulares alrededor.
2. Roza repetidas veces los pezones y el pecho con la palma o el dorso de la mano.
3. Haz girar el pezón entre el pulgar y el índice. Agita, con suavidad primero y con más fuerza después, el dedo sobre el pezón.
4. Frota la punta con la yema de un dedo.
5. Cógelo entre el pulgar y el índice y pellizca hasta que diga que pares.

Después de haber hecho varias incursiones en el abdomen durante el trabajo del pectoral, llega el momento de trabajarlo de manera más concreta. Es una zona muy sensible, por lo que hay que descender suavemente y hacer una breve pausa antes de empezar. Como toma de contacto.

- Empieza haciendo maniobras circulares amplias, en el sentido de las agujas del reloj.
- Luego puedes hacer círculos más pequeños.
- Espirales con los dedos de las dos manos, alrededor del vientre.
- Más adelante, puedes hacer movimientos, recogiendo desde un costado al otro, con las dos manos a la vez

MASAJE DE PIERNAS. (ANTERIOR)

PRESIÓN.-

- Presiona con la palma de la mano, con muchísima suavidad, a lo largo de la pierna, empezando por los tobillos, hasta alcanzar la cadera.
- Cuando pasas la rodilla, ya en el muslo, puedes hacer dos líneas o recorridos distintos: uno por la parte frontal, y otro por la parte interna del muslo.
- Al hacer el recorrido de presiones por la cara interna del muslo, es necesario flexional la pierna por la rodilla y doblar la pierna hacia afuera.
- Estos mismos recorridos anteriores se pueden hacer presionando con los pulgares solo, o cogiendo el musculo entre los dedos y presionando a la vez entre el pulgar y los demás dedos.

ACEITE.-

Tras aplicar aceite sobre las dos piernas, puedes comenzar a trabajar de manera individual cada una de ellas.

- Apoya las manos en los tobillos y deslízalas subiendo por la parte central de la pierna hasta llegar a la cadera, para volver a bajar al tobillo. Repite varias veces esta maniobra.
- A continuación, realiza fricciones circulares con las dos manos, repitiendo el mismo camino anterior, hasta llegar a la cadera. Luego bajas, pero sin hacer las fricciones circulares, sino recogiendo con las palmas la parte exterior e interior. Hazlo varias veces.
- Siguientemente, realiza fricciones circulares, esta vez con los pulgares siguiendo el mismo recorrido y bajando recogiendo con las palmas por la parte exterior e interior de la pierna.
- Al igual que con el masaje de presión, una vez que estás a la altura del muslo, puedes hacer dos líneas de trabajo: una por la parte frontal de la pierna y otra por la parte interior. En ambos casos, debes alternar fricciones y caricias circulares con toda la mano, y las hechas con los dedos.
- Cuando llegues a la altura de la cadera baja una mano por la cara interior del muslo, mientras la otra masajeas de forma circular la articulación de la cadera.
- Cuando se da masaje en las articulaciones: piernas y brazos, también se pueden realizar ejercicios pasivos de estiramiento de piernas o brazos, lo cual proporciona sensaciones muy agradables. Para ello, se coge con una mano el talón del pie por debajo, y con la otra mano se coge el pie por arriba. Reclínate hacia atrás hasta que los brazos estén tensos y estirados. Ahora levantas el pie unos centímetros, y mientras estiras la pierna, la agitas ligeramente con un vaivén. Puedes volver con lentitud hacia adelante y repetir el proceso.

MASAJE ERÓTICO, CÓMO DAR PLACER

Desde un punto de vista purista existe una gran diferencia entre el masaje tántrico y el masaje erótico occidental. No obstante, el masaje erótico se puede convertir en tántrico si se practica con trascendencia espiritual.

Algunos consejos para que vuestra sesión de masaje tántrico se convierta en algo especial.

- Aunque ya hemos dicho que el masaje es placer en los dos sentidos, debes centrarte, como dador, en tu pareja más que en ti mismo. Procura averiguar lo que le satisface y no lo que a ti más te hace gozar al dar el masaje
- Se creativo. Evita repeticiones molestas y acompaña lo que haces con otras posibles formas de estimulación. Por ejemplo, puedes utilizar, dependiendo del grado de implicación, aparte de las manos, otras partes de tu cuerpo como la boca, el aliento, los genitales, el cabello o la voz
- Utilizar otras partes del cuerpo. Aunque por motivos de espacio y de tiempo, he descrito principalmente el masaje con las manos, podéis utilizar cualquier parte de vuestro cuerpo para dar masaje. Veréis cuantas sensaciones se despiertan
- No des nada por hecho, ni generalices. Cada persona es un mundo. En mis cursos de masaje, sobre todo los hombres suelen generalizar sobre lo que les gusta o no les gusta a las mujeres. Dar algo por establecido, limita tu capacidad de escucha y de vivir en el aquí y en el ahora; restringiendo, por lo tanto tu éxito como dador de placer.
- No limites el placer a ideas preconcebidas. El único límite es la imaginación.

Para conseguir que una sesión de masaje sea a la vez satisfactoria, divertida y trascendente, es muy importante avivar el mayor número de sentidos de la pareja. El objetivo es agudizar los sentidos. Reducir una sesión de masaje a un encuentro de manos y cuerpo puede ser ciertamente maravilloso y extasiante, pero deja fuera todo un conjunto de posibilidades y placeres.

- Puedes utilizar el agua como medio, en vez de una fría sala de masaje. En el agua existe una conexión con la esencia natural primitiva que todos llevamos dentro.
- La comida y la bebida. Unir, en cierta medida, la comida y la bebida al masaje dará un plus de sensualidad al acontecimiento.
- Jugar con el frio y el calor. La utilización de sensaciones extremas y antagónicas tiene el efecto de hacer que dichas sensaciones sean apreciadas y percibidas con mayor claridad. Por ejemplo, deslizar un cubito de hielo derritiéndose por la piel cálida, con movimientos largos y provocadores. También puedes pasar una vela cerca del cuerpo para que se sienta el calor. Solo tienes que dejar fluir tu imaginación
- Decir palabras agradables al oído. A toda mujer le encanta escuchar una voz susurrante al oído diciéndola, por ejemplo “me encantan tus pechos” o “¿qué te gustaría que te hiciera?”. Cada persona es diferente y por lo tanto no hay reglas a este respecto.
- Utiliza tus partes genitales para dar masaje
- Utiliza la lengua y el aliento. Puedes lamer con la lengua alguna parte del cuerpo y luego secarla soplando.
- Utiliza sonidos excitantes a la vez que acaricias y masajeas.
- Utiliza el pelo, especialmente si eres mujer, para provocar y dar sensaciones placenteras.

- Utiliza todo tu cuerpo (*bodymasagge*) para dar el masaje. Existen sustancias sexualmente atrayentes para el sexo opuesto en el sudor, secreciones alrededor de los pezones y otras áreas corporales.

BODY MASSAGE : EL CUERPO COMO INSTRUMENTO DE MASAJE

El masaje cuerpo a cuerpo, también llamado *Body massage* es un tipo de masaje que se oferta dentro de los masajes eróticos propuestos en los centros y salones de masaje de Oriente y Occidente. Pero no es en absoluto un invento reciente, teniendo su origen también en la India ancestral.

Es un masaje especialmente ofertado para hombres, pero se puede aplicar de igual manera hacia las mujeres. El masaje cuerpo a cuerpo es a la vez un acercamiento manual y corporal. Dicho de otra manera, el masaje se efectúa con las manos, pero igualmente se utiliza el propio cuerpo entero del masajista. Para ello, es necesario que el masajista esté desnudo o casi completamente desnudo.

Se incluyen caricias, presiones sobre ciertas zonas del cuerpo, e igualmente contactos cuerpo con cuerpo.

El masaje cuerpo a cuerpo debe ser el inicio de la segunda fase del masaje, cuando comenzamos a trabajar desde un punto de vista más erótico.

Puede marcar el momento en el que el masajista se desnude o se desprenda de más ropa. El aspecto visual puede marcar un plus, por lo que una habitación con espejos, donde el que recibe el masaje pueda ver toda la sesión desde diferentes puntos de vista, sin perderse un detalle es importante, especialmente para los hombres que son más visuales.

Este tipo de masaje enraíza con el tipo de masaje-danza interactivo tibetano cuerpo a cuerpo.

Inicia el masaje por los pies del cliente, masajeando con las manos. Después sube por las piernas y empieza a usar su cuerpo: aplica sus antebrazos y hace movimientos profundos, lentos, por las piernas y la espalda.

Después con el pecho desnudo empieza a hacer suaves caricias por el cuerpo del cliente, estimulando las zonas de placer, haciendo de la sesión una experiencia intensa en la que el cliente también puede acariciar el cuerpo de la masajista.

Y luego el cliente se da la vuelta para que la masajista use sus manos y su pecho para trabajar la parte de delante.

El final es delicioso: el masaje de Lingam y de Yoni, que querrás disfrutar.

MODULO IV

ANATOMÍA GENITAL

ANATOMÍA GENITAL FEMENINA

Es muy importante que conozcas la anatomía femenina para saber que tocar y cómo.

La vulva es la porción externa del sistema genital femenino.
Compuesto por: el monte de Venus, labios mayores, labios menores y el clítoris.

Los labios mayores están cubiertos por vello y contienen tejido adiposo, glándulas sebáceas y sudoríparas.

Los labios menores tienen glándulas sebáceas.

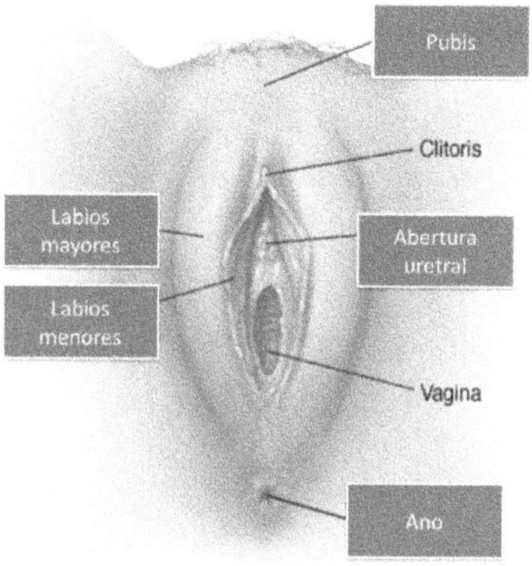

El monte de Venus es una elevación de tejido adiposo, recubierto de vello que acolcha la sínfisis del pubis.

Clítoris desempeña un papel en la excitación sexual.

La vulva de una mujer, sus genitales externos, es tan irrepetible y única como lo es su cara. La propia anatomía femenina hace dificil para las mujeres el poder observar sus genitales, dado que en su mayor parte son internos.

Si observas los genitales de una mujer con las piernas separadas, en la forma en que se practica el masaje de Yoni, podrás ver cuatro estructuras:

1. El monte de Venus, que forma el abultamiento de la parte inferior del vientre.
2. Los labios mayores
3. El perineo, que forma el área entre la abertura vaginal y el ano.
4. El ano.

La vulva puede tener un aspecto inclinado hacia adelante o hacia atrás (en dirección hacia el ano), según la edad y la morfología corporal. La vulva de una mujer delgada da la sensación de estar situada más baja que la de una mujer entrada en kilos.

El monte de Venus está formado básicamente por tejido adiposo, probablemente para proteger al pubis en el acto coital. No obstante, posee muchísimas terminaciones nerviosas, lo que la convierte en una zona muy atractiva para el masaje.

Los labios mayores son dos pliegues de piel que protegen y ocultan las partes internas de la vulva. Pueden estar arrugados, de la misma manera que sucede con el escroto del hombre, ya que se originan en las mismas estructuras del desarrollo fetal. Cuando una mujer se excita sexualmente, los labios mayores se agrandan y su color cambia a rojo, rosa, marrón o incluso casi negro.

Tanto el perineo como el ano poseen muchos vasos sanguíneos y terminaciones nerviosas, por lo que responden muy bien a los estímulos del masaje.

Cuando una mujer abre más las piernas es posible ver otras estructuras.

Los labios menores que a pesar de su calificación de menores pueden ser más grandes que los labios mayores. En muchas mujeres los menores sobresalen de los mayores. Si están abiertos se puede observar que están unidos por la parte superior, cerca del glande del clítoris.

Como los labios menores están conectados al capuchón del clítoris, los empujones que se realizan en la vagina durante el coito lo estimulan indirectamente, motivo por el que, además de por las sensaciones producidas por el pene en su acción en el interior de la vagina, el coito es tan excitante y placentero para una mujer.

El glande del clítoris está parcialmente cubierto por un capuchón o prepucio, unido a la piel que cubre el cuerpo del órgano. Al igual que ocurre en el caso del hombre, este capuchón o prepucio puede retirarse, de modo que la punta o cabeza sea más prominente.

Un clítoris corto y delgado puede tener un prepucio largo y carnoso; de la misma manera que un clítoris grueso y largo puede tener un prepucio corto y fino.

El glande del clítoris está formado por tejido eréctil, como sucede con el glande del pene.

Cuando una mujer se excita, el glande de su clítoris se agranda, al mismo tiempo que aumenta su sensibilidad. Sin embargo, sigue siendo blando, no como el cuerpo del clítoris. El cuerpo del clítoris puede notarse si se pasa el dedo de lado a lado, justo por encima del glande. La mayor parte del resto se encuentra dentro de la pelvis. Hoy en día se sabe que la parte de clítoris externa de una mujer es una parte mínima en comparación a la parte interna de dicho clítoris. El clítoris completo es probablemente más grande que un pene y tiene forma de Y invertida.

Justo, debajo del clítoris, se encuentra la abertura de la uretra, la cual es muy sensible a la estimulación, y, más abajo, la vagina. Alrededor de sus bordes se pueden encontrar algunas protuberancias o fragmentos de piel, los restos del himen: una membrana fina y frágil de tejido que rodea o cubre parcialmente la apertura vaginal externa.

La vagina no es una caverna hueca, sino que sus paredes suelen estar en contacto entre si. Al introducir un dedo en ella, comprobarás que va hacia atrás y hacia arriba. Arriba, en la pared superior se encuentra el llamado punto G. Y si profundizas más, encontrarás un cuerpo rígido de unos 2 a 4 cm, con una hendidura en el centro; es el cuello del útero, el cual puede aumentar varias veces su tamaño cuando hay excitación.

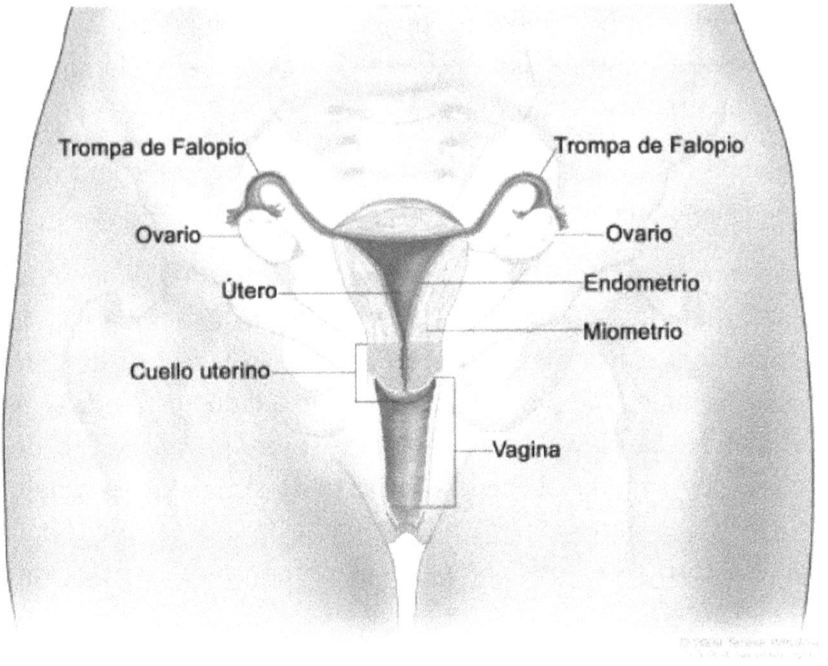

El útero es un órgano muscular del tamaño y forma parecida al de una pera, con la punta hacia abajo. El cuello forma un ángulo con el cuerpo del útero. Una gran mayoría de mujeres experimenta sensaciones muy placenteras en el útero y en el cuello al tener un orgasmo. La intensidad de estimulación directa que estos órganos pueden tolerar es muy variable, siendo insoportable para algunas mujeres mientras que para otras puede ser adorable.

A ambos lados, en el extremo superior de la vagina, se encuentran los ovarios. No son fáciles de encontrar, pero se puede conseguir con la adecuada práctica. Algunas mujeres disfrutan con su estimulación, pero una gran mayoría desconoce esta posibilidad o no les gusta.

Hoy en día se sabe que la parte de clítoris externa de una mujer es una parte mínima en comparación a la parte interna de dicho clítoris. El clítoris completo es probablemente más grande que un pene y tiene forma de Y invertida.

EL PUNTO G

El médico alemán Ernst Grafenberg fue el primero que en los años 50 sugirió la existencia de *"una área erótica de 1-2 cm en el interior de la vagina que inducía orgasmos por estimulación mecánica directa"*. Estas ideas pasaron sin pena ni gloria hasta 1982, cuando tras varios estudios la sexóloga Beverly Whipple publicó su libro *El punto-G y otros descubrimientos sobre la sexualidad humana*.

Desde entonces la ciencia occidental (en la India ya hacía siglos que hablaban de zonas más sensibles en el interior de los genitales femeninos: los puntos sagrados) empezó a buscar qué podía haber en esa parte frontal de la vagina que ofreciera un placer más intenso.

No obstante, La ciencia no había conseguido grandes avances en la búsqueda del llamado punto G, hasta que en el año 2009 la francesa Odile Buisson publicó una hipótesis muy interesante: el punto-G no es más que una zona de la vagina desde donde contactar indirectamente con el clítoris interno.

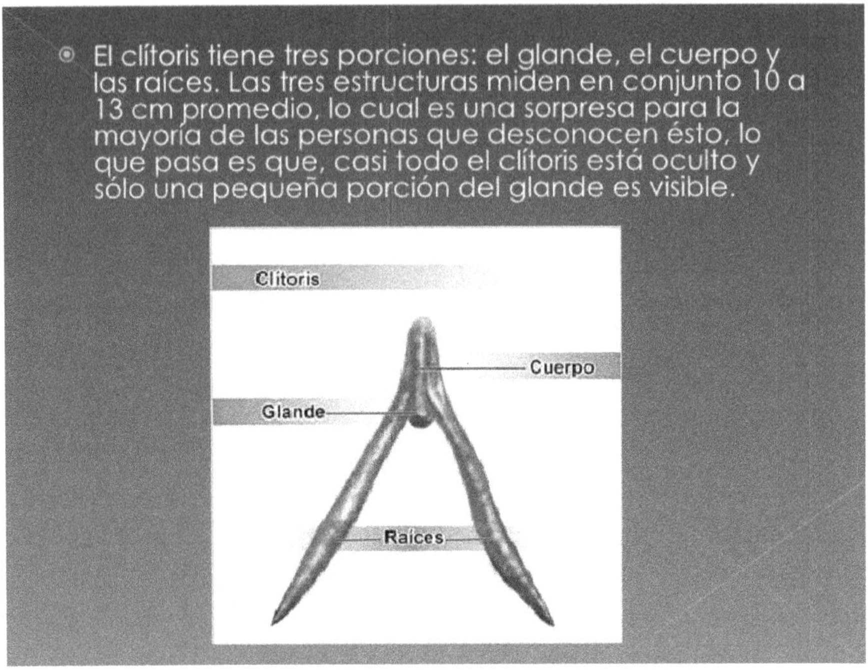

Hoy en día se sabe que la parte de clítoris externa de una mujer es una parte mínima en comparación a la parte interna de dicho clítoris. El clítoris completo es probablemente más grande que un pene y tiene forma de Y invertida. Ambos vienen de la misma estructura embrionaria, sólo que el pene crece y sale hacia fuera y el clítoris se desarrolla por dentro. La parte externa que vemos del clítoris es sólo su glande, equivalente al glande masculino, y por dentro tiene un cuerpo mucho más grande, con cuerpos cavernosos y esponjosos que al igual que en el pene también se agrandan durante la excitación sexual. Odile Buisson, mediante el uso de sonogramas, demostró que cuando el clítoris está erecto sus partes internas quedan muy cerca de la vagina, y sugirió que esto podría ser la explicación a la mayor sensibilidad en determinadas zonas.

Otros estudios que utilizaron imágenes de ultrasonidos

encontraron diferencias en el grosor del espacio uretrovaginal entre mujeres que tenían orgasmos por contacto en el punto G y las que no. Con todos estos datos, Buisson concluyó que el punto G era la zona de la vagina en donde ejerciendo presión, y favorecido por un espacio uretrovaginal estrecho, se podría alcanzar y estimular la parte interna del clítoris.

ANATOMÍA GENITAL MASCULINA

El tamaño, forma y apariencia de un Lingam es único. En general los hombres dan mucha importancia a su pene y su tamaño, aunque al menos que sea muy pequeño no tiene incidencia mecánica en el proceso sexual. Cuando veas a un hombre que está nervioso o es tímido en relación a su pene, tómate tu tiempo para demostrarle que lo valoras y te gusta.

El pene se compone de cabeza (glande), cuerpo del pene y raíz (oculta dentro del cuerpo). Si no ha sido circuncidado, un capuchón de piel, el prepucio, cubre el glande. Este trozo de piel se desliza sobre las estructuras adyacentes.

El prepucio es de lo más importante para la excitación en un hombre, ya que las sensaciones más eróticas durante el masaje de Lingam o el coito, proceden del mismo prepucio, del frenillo (una pequeña tira de piel en la parte inferior de la cabeza), y del glande. Así que el prepucio no es un trozo de piel sobrante sin valor alguno, como dicen algunos médicos y no debería extirparse salvo que concurran graves problemas de salud.

Existen tres estructuras eréctiles en el pene. Son como esponjas con forma cilíndrica, vacías cuando el órgano está flácido, y que se llenan de sangre y adquieren rigidez cuando el hombre se excita.

Uno de estos cilindros se sitúa en la parte inferior del pene, rodeando a la uretra y termina en el glande: el cuerpo esponjoso.

Los otros dos cilindros se encuentran situados a cada lado del pene y reciben el nombre de cuerpos cavernosos.

Cada una de las dos arterias principales del pene pasa por el centro de cada cuerpo cavernoso. La sangre sale del pene por venas superficiales. Cuando se alcanza un nivel de sangre suficiente en los cuerpos cavernosos como para mantener una rigidez óptima, se produce el llamado fenómeno veno-oclusivo por el cual se cierra la puerta de salida de sangre de los cuerpos cavernosos, que de manera normal tendría que salir por estas venas. El resultado es una erección.

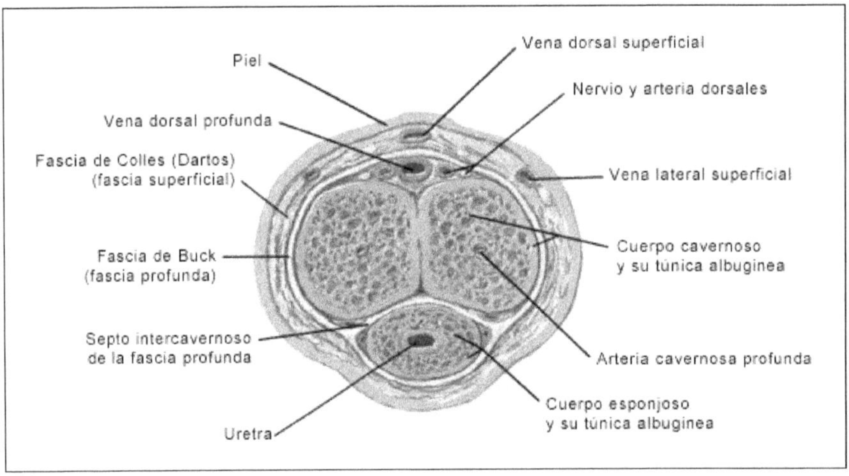

Colgando, entre las dos partes de la raíz del pene, en una bolsa de piel arrugada llamada escroto, se encuentran los testículos. La posición de los testículos es controlada mediante los músculos de la pared escrotal que pueden contraerse tirando de los testículos hacia arriba cuando hace frio, o relajarse y dejarlos caer cuando hace calor.

Los testículos producen espermatozoides y hormonas. El masaje en los testículos produce un aumento de la testosterona en la sangre. Como dato anecdótico, hay que decir que el semen que un hombre eyacula tiene tan sólo un uno por ciento de espermatozoides, el resto se compone de más de 200 proteínas diferentes, así como de vitaminas y minerales, incluyendo la vitamina C, calcio, cloro, ácido cítrico, fructosa, ácido láctico, magnesio, nitrógeno, fósforo, potasio, sodio, vitamina B12 y zinc. El semen también contiene más de 50 compuestos, entre los cuales se encuentran hormonas, endorfinas, neurotransmisores e inmunosupresores, así como proteínas anti-microbio para combatir las bacterias, los virus y los hongos. También están presentes en el semen sustancias que levantan el ánimo como la cortisona, la estrona, la oxitocina, la hormona liberadora de tirotropina, la prolactina, la melatonina y la serotonina.

EL PUNTO G MASCULINO

La próstata se encuentra en la base de la vejiga. Tiene el tamaño aproximado de una castaña y produce fluidos que forman el semen. La próstata es el lugar del llamado punto G en el hombre. En realidad, se trata de las partes sensibles y susceptibles de estimulación sexual de la próstata, que pueden recibir un masaje externo o incluso interno, al insertar un dedo en el ano.

Por otro lado, muchos hombres encuentran que el ano y la parte inferior del recto son zonas muy sensibles a la estimulación sexual. El ano posee muchas terminaciones nerviosas y vasos sanguíneos que aportan sangre produciendo con ello placer.

Desde un punto de vista básico, cuando una zona del cuerpo especialmente sensible se llena de sangre, se produce una sensación muy placentera. Y no hablamos solo de zonas sexuales, ya que en el mundo deportivo es conocido el llamado "orgasmo del culturista" que se produce al bombear e irrigar con sangre un musculo y que genera una sensación muy placentera.

Cuando un hombre alcanza el orgasmo, las contracciones de los músculos pélvicos empujan a los espermatozoides y líquidos producidos por los órganos sexuales internos hasta el bulbo uretral, en donde se mezclan, antes de la eyaculación. La presión del semen pasando a través de la primera parte de las vías urinarias es tremendamente placentera. Todo esto, unido a las contracciones rítmicas de los músculos que rodean a la próstata forman el conjunto de procesos a los que los hombres se refieren al hablar de un orgasmo.

Aparato reproductor masculino y vejiga

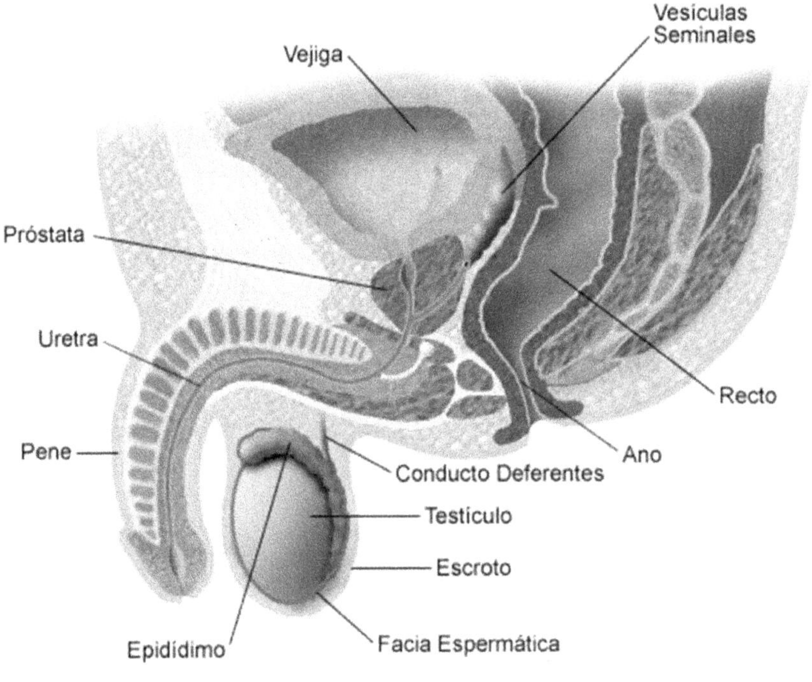

Recuerda que la erección del pene se produce teniendo en cuenta lo siguiente:

- Estimulación sensorial. El tacto, el olor, el sabor, el oído son muy importantes, aunque, para muchos hombres quizá sea la vista el que predomine. Aún así, no dudes en bailarle, susurrarle algo al oído, rozarle con tu cuerpo, besarle con pasión. Juega, libérate: es lo más importante.

• No hay músculos en el pene. El hombre es el único mamífero que no necesita de los músculos ni de los huesos para mantener la erección. Gracias a eso somos los únicos animales que tenemos placer. El gato o el perro, por ejemplo, tienen en el interior de su pene un hueso para mantener la erección. Cuando penetran a la hembra suelen desgarrar su vagina. Aún así tienen sexo porque es necesario para la supervivencia de su especie. El hombre, gracias a la estimulación sensorial, llena de sangre los llamados cuerpos cavernosos, se produce una vasoconstricción en la base y la erección se mantiene.

• El orgasmo no es el objetivo sino el inicio del tantra. Gracias a él, bien despertado y canalizado a través de los *chakras*, se sanan desequilibrios emocionales y mentales, incluso se puede llegar a alcanzar determinados grados de consciencia.

• Músculo pubococcígeo (PC). Es un músculo situado en el suelo de la pelvis. Sin entrenamiento tántrico este músculo es débil e involuntario. Es importantísimo para el taoísmo. Con un control adecuado se superan incontinencias urinarias, eyaculación precoz, etc. Una vez resueltos estos problemas y con dicho músculo fortalecido, la *Kundalini* puede despertar suavemente, la energía del orgasmo ascender y circular por los chakras para alcanzar el samadhi.

MODULO V

LA MEMORIA CELULAR Y LA TERAPIA DE LIBERACIÓN POR MASAJE

Las ancestrales tradiciones orientales conocen que el origen del ser humano es cósmico. Eres un microcosmos dentro de un macrocosmos. Las modernas investigaciones científicas sobre fractales certifican con claridad la veracidad de un antiguo postulado que reza así:

"Como es abajo es arriba; como es arriba es abajo"

Tu sistema biológico forma parte de un ecosistema superior, en donde las reglas de equilibrio y funcionamiento son las mismas.

No sólo tu cerebro almacena los recuerdos de lo que te ha sucedido o de lo que traes en tu herencia familiar, social o de especie. Esa memoria, por un proceso de vasos comunicantes, también queda registrada en todas y cada una de tus células como una frecuencia personalizada que las rodea y las condiciona para que ante determinadas circunstancias reaccionen con un patrón de comportamiento aprendido.

Ninguna experiencia se pierde y todo queda impreso y grabado dentro de la mente de tus células. En la memoria de tus células está escrito el programa completo de tu existencia.

Es importante trascender los conceptos de "mente", "cuerpo" y "espíritu", ya que son simplemente conceptos linguisticos creados por la mente humana para tratar de definir los diferentes niveles de experiencia y que forman el velo de Maya, esa tela de araña que impide ver la realidad esencial de las cosas.

No obstante, el ser humano es un ente multidimensional. Cada punto dentro de la memoria celular, contiene la información completa de todo tu ser. Esta información es accesible a todas y cada una de las células del cuerpo. Si reducimos una célula hasta el nivel del átomo, veríamos que está conformada por haces sutiles de lo que se ha llamado "energía inteligente." Esta energía inteligente incluye la información física, mental, emocional y espiritual que proviene de toda la experiencia de vida, herencia genética y generaciones pasadas. Nada de lo que experimentamos, escapa de ser grabado dentro de la mente celular, en la forma de memoria. Lo que comúnmente llamamos "memoria celular" es el campo energético celular colectivo, generado por estas memorias celulares individuales.

A lo largo de la existencia, todo ser humano experimenta diferentes situaciones traumáticas o no que van dejando impresas en sus células una frecuencia (vibración) de dolor o alegría, de miedo o goce específica, que se extiende hacia las demás como una onda en un estanque. Bruce Lipton, comenta en su libro: *Biología de la Creencia* que una onda solo puede anularse con otra del mismo tamaño y opuesta. Por lo tanto, toda frecuencia se pude anular con una contraria de la misma intensidad.

Estas experiencias traumáticas se van quedado acumuladas en los tejidos del cuerpo en forma de tensiones. Los tejidos se endurecen, se forman corazas y bloquean el movimiento de la energía. De esta manera, lo que está guardado allí, influencia tus relaciones con todas y cada una de las cosas, que te suceden. Esto afecta la forma en cómo realizas tus tareas rutinarias y el modo en que reaccionas al stress, así como a la manera en que manejas los desafíos emocionales en tu vida.

Muchos maestros y científicos han hablado en el pasado de cómo nuestros cuerpos guardan información en bancos de memoria celulares y de cómo estas cargas de energía estancada no nos dejan vivir en el bienestar.

La Física Cuántica estudia los fenómenos desde el punto de vista de la totalidad de las posibilidades. El término "cuántico" proviene de "quantum", que es la unidad más pequeña que constituye la luz .

Los experimentos llevados a cabo en los más avanzados laboratorios que estudian la física de partículas han demostrado que, en el nivel más pequeño de la materia, el nivel de las partículas elementales, todo es energía, algo que suena tremendamente parecido al primer principio hermético que dice que todo es mente.

Para comprenderlo mejor, podemos decir que la materia es energía condensada y si damos una vuelta más de tuerca decir que la materia es luz condensada. Materia y Energía no son nada más que dos polos de una misma esencia universal. El hombre está constituido por esa misma sustancia universal: luz pura y radiante.

Con este conocimiento científico en la mano, expresiones como "el ser humano es un ser de luz" y muchas otras que se han popularizado a través de diversas religiones y filosofías, adquieren su verdadero significado. El Universo y todo lo que en él se encuentra es un sistema de energías en vibración continua, es decir las moléculas de que se compone cualquier materia, incluso nuestros cuerpos, están en constante vibración. Nuestros cuerpos crean, entonces, bandas de energía electromagnética con una determinada longitud de onda, lo que les permite emitir y recibir información de manera simultánea. De esta manera, estamos en continua comunicación con una matriz universal de caracter holográfico.

Estamos hablando de cargas energéticas. Y llegado a este punto es necesario hablar de cómo las cargas energéticas tienen distintas polaridades, de la misma manera que la electricidad o el magnetismo.

Por un lado te enfrentas a experiencias de gozo y dicha generadoras de campos energéticos que fluyen libremente, expandiendo paz, confianza, amor y libertad en tí. Estas frecuencias vibratorias abundan en los bebes y en los niños pequeños. También los encontramos en la naturaleza y en los animales. La naturaleza de estos campos energéticos es la de fluir y moverse. Básicamente se trata de luz.

Por el contrario, existen experiencias dolorosas o traumáticas no digeridas y asociadas a estados emocionales que generan campos energéticos contraídos y restringidos de tu energía vital. Estos campos energéticos a su vez, son generadores de decisiones y creencias negativas acerca de nosotros mismos y de otras personas, ansiedad, temor y cualquier emoción derivada de temores tales como culpa, vergüenza, incomodidad, resentimiento, ira, etc. Básicamente estos campos de energía son oscuros o carentes de luz.

Todas las personas tienen en su estructura celular cargas de diferentes polaridades. Cuando la desproporción entre los campos energéticos luminosos y los oscuros es muy elevada, entonces se puede generar una disfunción a nivel general del ser humano.

Ahora bien, es importante saber que es una emoción y cómo se crean y funcionan las redes neuronales.

Tu mente está continuamente disparando sensaciones y sentimientos en tu cuerpo. Tu manera de pensar condiciona tus sensaciones y, por lo tanto, el campo de energía en el que te mueves. Este campo energético es muy dinámico y experimenta permanentes cambios que, la mayoría de las veces, empiezan con tus pensamientos y emociones.

En el cerebro se alojan trillones de células llamadas neuronas; se dice que en el sistema nervioso hay tantas neuronas como estrellas hay en nuestra galaxia. Esas neuronas se unen formando las cadenas neuronales y todas las cadenas neuronales integran la red neuronal.

Ahora bien, la red neuronal es activada por impulsos eléctrico-químicos generados en el cerebro. Este flujo cargado de información, que recorre de una punta a la otra el sistema nervioso, es energía inteligente y viaja de una célula a la otra a una altísima velocidad. Esta energía inteligente se manifiesta en el cerebro, por los neurotransmisores.

En realidad, los neurotransmisores actúan como mensajeros eléctrico-químicos que las neuronas utilizan para comunicarse unas con otras. Así, un simple pensamiento o emoción puede disparar enormes cantidades de neurotransmisores. Cuando una neurona envía sus neurotransmisores a las otras neuronas con las que está conectada, se genera una experiencia interna en forma de sensaciones y emociones, y la relación entre esas neuronas crea lo que llamamos cadena neuronal.

En síntesis, cuando un pensamiento o emoción se presenta, la red neuronal se activa y sucede internamente una experiencia en forma de pensamiento, emoción o de sensación.

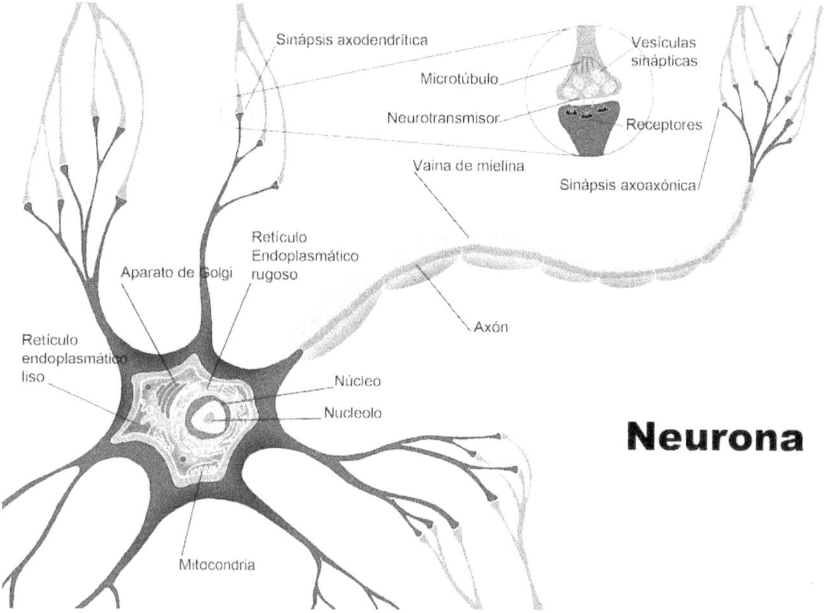

Pero, si el mismo estímulo, con la misma frecuencia de energía inteligente, es enviado una y otra vez, creando un ritmo, las cadenas neuronales desarrollan una relación muy cercana e íntima que se fortalece y mantiene a través del tiempo. Las dendritas y el axón, que son como brazos que poseen las neuronas, se extienden tratando de conectar más y más neuronas vecinas, de modo que la cadena neuronal se fortalece.

Todas las adicciones y compulsiones conocidas se ajustan a este patrón neuro-energético que se establece en los niveles internos del individuo, fuera de los límites de la consciencia, pero que se manifiesta externamente, en las actividades diarias, de acuerdo a lo que está resonando internamente.

Cuando de manera habitual se usan los mismos patrones de pensamiento, esas relaciones internas son reforzadas, y así se reproduce la misma reacción emocional. Como consecuencia, atraes externamente las frecuencias que están resonando internamente.

A partir de la repetición de los mismos patrones las personas construyen la imagen de sí mismas, que, como sabemos, es una reacción a heridas emocionales o físicas sufridas en el pasado. Es simplemente una imagen y como tal, no es exactamente real.

El trauma emocional comienza a manifestar su desequilibrio en el órgano o glándula correspondiente. Las antiguas tradiciones y la investigación más vanguardista coinciden en ello, por lo que es imposible ignorar por más tiempo el hecho de que la toxicidad emocional juega un rol importantísimo para conseguir una salud óptima.

El Yoni y el Lingam, y sus respectivos músculos pubococcígeo y hueso sacro, son de las zonas reflejas más importantes del cuerpo, en donde más se acumulan dichas tensiones.

El masaje consciente empleado para la liberación de la memoria celular, es un método creado para encontrar y transformar la toxicidad emocional. Nos ayuda a acceder a esos bancos de memoria de manera totalmente consciente, eficiente y segura.

Se produce la liberación de la memoria celular, permitiendo que todas las partes – espiritual, emocional y físicas, se comuniquen y recuperen el estado natural de equilibrio.

En el Masaje consciente de Liberación de la Memoria Celular genital se parte del conocimiento de que muchos de nuestros desequilibrios no se han provocado en el momento presente sino que traen un patrón ya aprendido en el vientre materno o incluso en generaciones anteriores, es decir que nuestras células heredan no sólo los genes sino también un campo energético. Te preguntarás cómo puede suceder esto. La respuesta es que los tejidos y las células que los forman están a su vez formadas por moléculas, éstas por átomos y éstos por partículas subatómicas que vibran en una frecuencia determinada.

Cada vez que experimentas una emoción, tu cerebro descarga un caudal de neurotransmisores (neuropéptidos) que fluyen a través del sistema circulatorio hasta llegar a cada una de las células del cuerpo y especialmente a las células que conforman el aparato genital. Estas tienen en su membrana una proteína capaz de reconocer y reaccionar con el péptido que le llega, impregnando de ese modo a todo el organismo con esa emoción. Esta sería la vía fisiológica que utiliza el cuerpo para reconocer las emociones.

Según los neuropéptidos generados por tu cerebro, en el día a día tus células percibirán más un tipo de emoción u otro, por ejemplo: miedo, tristeza o frustración en el caso de personas depresivas, o esperanza alegría o amor en personas optimistas y capaces de encontrar la paz y la serenidad interior.

Se puede detener el proceso a través de la respiración consciente, la relajación, la meditación, entre otros.

El Masaje consciente de Liberación de la Memoria celular (LMC) es una técnica que te ayuda en este proceso permitiéndote conectar contigo mismo. Se trabaja todo el cuerpo como una unidad, dando especial atención, si cabe, a las zonas genitales.

SINTOMAS DE LA REPRESIÓN SEXUAL

Como he explicado en el apartado anterior, el cuerpo reacciona ante dichas tensiones fabricando corazas, intenta hacerse invulnerable al dolor. Por otro lado, los órganos sexuales han sido censurados desde la infancia sobre todo en los países de mentalidad victoriana-puritana-religiosa en los que el sexo causa culpa, vergüenza, pudor.

Todo ello lleva a la represión emocional de los sentimientos, los infantiliza generando como consecuencia violaciones, violencia, machismos, feminismos, etc. Y todo esto sucede porque el cuerpo y la mente buscan una salida para liberar la tensión emocional reprimida.

En el hombre, las tensiones, se manifiestan con un endurecimiento del Lingam o con hipersensibilidad y fragilidad en el prepucio o glande, lo que causa insensibilidad. Por tal motivo, requiere una mayor estimulación para excitarse. Inconscientemente se traduce en la actitud de: "¡No me toques!".

La coraza del hombre se manifiesta también en forma de una tensión crónica en el esfínter anal, en eyaculaciones involuntarias y en una actitud de ansiedad sexual, lo que crea una necesidad continua de estimulación genital.

En la mujer, el acorazamiento provoca culpabilidad cuando se masturba, la obligación a hacer el amor cuando no tiene ganas, sin saber decir "No", no conseguir alcanzar el orgasmo, sufrir abortos, partos con cesárea, etc. Cuando la tensión acumulada es muy grande, produce insensibilidad de los tejidos genitales, tensión difícilmente relajable, aún haciendo el amor y, por lo tanto, poca receptividad al órgano masculino.

Cuando una mujer ha sufrido algún trauma sexual o íntimo grave, o cuando su energía vital está dispersa, bipolar, etc. la mujer puede padecer insensibilidad, anorgasmia, rechazo hacia los hombres, miedos, manías con los insectos, conflictos con su lado masculino o con la autoridad, entre otros.

En el *Yoni Tantra*, una de las escrituras más importantes de la escuela Kaula de India, se da un "plano del acorazamiento" del Yoni con sus correspondencias emocionales (reflexología genital).

En un resumen:

- Labios menores. Miedo a la apertura, vergüenza, deseo de ocultar
- Clítoris. Nerviosismo, falta de confianza, impaciencia, constreñimiento, rabia, infantilismo, inseguridad.
- Perineo. Dificultad para soltarse al placer, entumecimiento, miedo a entregarse y depender.
- Punto G. Frustración sexual derivada de la simulación del orgasmo, ansiedad, miedo al fracaso, buscar el orgasmo sin conseguirlo, miedo al rechazo.
- Conducto vaginal alrededor del cérvix. Irritación, esperar lo peor, necesidad, sentirse víctima, abortos y traumas del parto.

LA TERAPIA DE LIBERACIÓN DE LA MEMORIA CELULAR

La terapia de liberación de la memoria celular a través del masaje de Yoni o de Lingam es un proceso diseñado para liberar rápidamente los bloqueos que causan disturbios físicos, emocionales y mentales.

Cuando se aplica adecuadamente, la energía sexual activa los disparadores que estimulan los más efectivos mecanismos de sanación y transformación hasta ahora conocidos: el estado de PRESENCIA o CONSCIENCIA con la consiguiente liberación de las CONTRACCIONES EMOCIONALES y la investigación del SISTEMA DE CREENCIAS. Esto es muy necesario para que los patrones energéticos no se repitan.

Al masajear adecuadamente estas zonas, la mujer y el hombre pueden sanar las emociones acumuladas ya que se produce la

Liberación de la Memoria Celular, vaciándose o desbloqueándose las emociones atoradas y dejando los tejidos en su estado natural. En situaciones graves será necesario consultar a un especialista en la técnica.

Durante este proceso de liberación de la memoria celular, accedemos a la energía inteligente que tiene el cuerpo y a su capacidad de autosanación. La sabiduría del cuerpo, nos guía para explorar los archivos que guardan las memorias originales, raíces del malestar interno. Así, se pueden descubrir las conexiones que nos mantienen enganchados en la repetición del patrón.

Al encontrar la raíz, reconocemos el sentimiento atrapado, lo permitimos sin juicios, sin interpretaciones, descubriendo las necesidades que lo motivaron. Así comenzamos a desbloquear los nudos energéticos creados en el pasado. Cuando desbloqueamos estos nudos energéticos, las células, comienzan a eliminar las contracciones y a reemplazarlas con la resonancia original: Goze.

Al trabajar en las zonas genitales: Yoni y Lingam, se requiere invertir menos tiempo en la terapia, ya que es ahí donde se ubican nuestros centros de energía, por lo que no es conveniente permanecer en ella un tiempo excesivo, ya que las reacciones pueden ser muy fuertes, y en algunos casos viscerales. La energía sexual actúa como catalizadora para todo el proceso de reconocimiento de la memoria celular y para aportar consciencia a los traumas que están anclados en la memoria celular de los tejidos corporales.

La técnica de Liberación de la Memoria Celular que utilizo en el masaje consciente permite localizar la emoción oculta, asociada al síntoma físico o tensión acumulada en determinada zona del Lingam o del Yoni. Ulteriormente, se descodifica y se favorece la sanación mediante la liberación de dicha emoción que se encuentra anclada en la mente celular de los tejidos, a su vez conectada con la mente inconsciente del individuo, liberando dicha emoción y transformándola en otra de signo contrario para que deje de afectar negativamente en la vida.

Se trata de reconocer frecuencias de energía, tratando de reequilibrar las zonas que vamos recorriendo. Como explicaba con el símil de las ondas, cuando encontramos una zona alterada, en el masaje de Lingam o de Yoni, puede suceder que al quedarnos ahí la persona sufra un ligero espasmo o movimiento liberador de tensión. Se trata de un movimiento liberador y generador de consciencia con efectos sanadores. Se disuelve la frecuencia. Se produce un salto cuántico, es decir un cambio hacia un nivel superior de consciencia.

La medicina moderna no sabe, de momento, explicar lo que sucede en este tipo de sanaciones que se mueven aparentemente al margen de los sofisticados instrumentos y sistemas ultra-científicos. Las sanaciones cuánticas, aunque parezca un contrasentido, se mueven en un campo al margen de los aparatos médicos de alta tecnología, dedicando su atención al campo de la mente, el espíritu y la consciencia. Ahí es cuando comienza la sanación, cuando se encuentra el punto en donde encajan espíritu y materia, en ese lugar en donde la consciencia se convierte en generadora de efectos.

MODULO VI

Masaje de Lingam y de Yoni

El masaje tántrico de Lingam o de Yoni se remonta a la tradición tántrica y taoísta.

El Yoni es una palabra en sánscrito que significa Vagina y que podría traducirse por “Santuario Sagrado”.

En sánscrito la palabra para el pene es Lingam y se puede traducir como la "Vara de Luz".

MASAJE DE YONI

LAS EXPECTATIVAS

El propósito del masaje Yoni es crear un espacio de relajación e intimidad para la mujer y que de esta manera pueda entrar en un estado de alta estimulación, experimentando placer profundo en su Yoni.

En el masaje que propongo, la liberación debe ser total y las presiones no existir. El objetivo en el masaje YONI no es el orgasmo, aunque es un efecto totalmente aceptable y deseable que sucede muy frecuentemente. En realidad, a un nivel básico, lo único que se busca es poder dar placer y el masaje en sí mismo, lo que evita tensiones innecesarias. A un nivel terapéutico se puede utilizar para sanar traumas y bloqueos sexuales.

Por esto es que ambas partes pueden relajarse, dejando de lado las presiones que pueden significar la necesidad de alcanzar el clímax sexual. No es que el orgasmo sea algo a despreciar durante el masaje. Más bien es un plus que se agrega. Es más, el orgasmo durante un masaje YONI suele ser más satisfactorio, completo, intenso y placentero, una experiencia maravillosa nada censurable.

Por otro lado, aquel que está dando el masaje no debería esperar nada como retribución, más allá del placer propio de estar dándolo y compartiendo el momento con la persona elegida. La actividad sexual más genital puede venir a continuación del masaje, pero esto debe ser una elección de la persona que recibe el masaje, no una imposición o un intercambio de "favores". El masaje debe realizarse por el placer que se consigue del acto en sí mismo, no como una forma de asegurarse otra actividad sexual.

Esta actitud abre la mente a un nuevo tipo de sexualidad, además de crear, como se ha dicho anteriormente, un nuevo nivel de confianza e intimidad en la pareja.

PREPARATIVOS.-

Reserva el tiempo suficiente para la ejecución adecuada del masaje, sin prisas. Preferiblemente una hora o más. Recuerda que a diferencia de un hombre, el cuerpo femenino necesita mucho más tiempo para que la estimulación crezca y llegue a buen fín.

Debes preparar la situación para el masaje, lograr que el ambiente sea el indicado, mediante la utilización de todos los sentidos. Debes acondicionar el lugar donde realizarás el masaje cómo ya se ha indicado en el primer módulo.

Debe ser un espacio tranquilo, con música suave, velas, almohadones, luz tenue, etc. En definitiva, un sitio que os permita sentiros cómodos y seguros, relajados y en contacto con vosotros mismos.

Un baño antes de la realización del masaje es algo recomendable, ya que es una primera relajación, tanto para el que dará el masaje como para quien lo recibirá. Además la higiene es tremendamente importante para evitar riesgos de infección. Quien recibe el masaje debe cuidar especialmente la higiene de sus genitales y el que lo da debe prestar especial atención a sus uñas.

El afeitado del vello púbico se recomienda, aunque no es obligatorio, ya que ello incrementará la sensibilidad y el placer.

El proceso lleva su tiempo y este tiempo debe respetarse. No se puede apurar el masaje, sino que se le debe dar todo el tiempo necesario para que sus efectos sean todo lo poderosos que deseas. Por supuesto, debes eliminar toda posibilidad de interrupción (llamadas telefónicas, gente que pueda tocar la puerta, etc), y especialmente las necesidades fisiológicas, ya que, en realidad, se obtienen mejores resultados si se realiza el masaje con la vejiga y los riñones vacíos.

Debes siempre realizar la conexión con tu pareja, mediante el contacto psico-físico, abrazándoos, sosteniéndoos, acariciándoos, mirándoos a los ojos o de cualquier forma que consideres la más correcta para conseguir crear una sensación y atmosfera de confianza.

Vale la pena remarcarlo una vez más: debéis estar, los dos, tan relajados como sea posible.

La primera vez que una mujer recibe un masaje de Yoni puede ser una poderosísima e intensa experiencia por lo que debes estar preparado y tener una actitud de atención y delicadeza.

LA POSICIÓN.-

La mujer debe recostarse sobre su espalda, en una posición confortable, sobre una cama o en el suelo, sobre una colchoneta, con una almohada bajo su cabeza, en posición tal que pueda mirar hacia la zona de sus genitales y, a la vez, a su compañero si lo desea.

Otra almohada debe ir bajo su cintura, preferentemente cubierta con una toalla o algo por el estilo. Las piernas deben estar abiertas, ligeramente dobladas las rodillas, exponiendo sus genitales tanto como sea posible. Por supuesto, cuantas más almohadas utilices para hacer la posición lo más cómoda posible, mejor. El dador debe sentarse entre las piernas de su pareja, también en una posición cómoda, con las piernas cruzadas, y también sobre un almohadón o almohada, o como se encuentre más cómodo.

Lo importante es que la posición en que se encuentre el dador sea una en que pueda tener completo y cómodo acceso al Yoni, así también como a las otras partes del cuerpo de su compañera.

LA RESPIRACIÓN.-

Antes de comenzar, ambas partes, el dador y el receptor, deben respirar profundamente, una respiración relajante que los prepare para la tarea a realizar.

Importante: Durante todo el proceso del masaje, tanto el dador como el receptor deben recordar mantener una respiración profunda, lenta y mantener una relajación absoluta.

El dador debe recordar esto especialmente, y hacérselo recordar a la receptora, en caso de que esta deje en algún momento de respirar correctamente o deje de hacerlo totalmente. La respiración profunda es muy importante.

FASES DEL MASAJE.-

La técnica del masaje de Yoni es fácil, simplemente consiste en la frotación con las yemas de los dedos de forma suave, repetitiva, circular, continua y monótona de cada una de las partes del Yoni. El dador da tiempo para que exprese lo que tenga que expresar la Sakti, permanece atento con cariño, respeto y amor a todas sus sensaciones, deja que se libere sin importar si llega o no al orgasmo. Si la situación se le hace muy insoportable la deja, no continúa pues ya habrá otra oportunidad, se tumba a su lado, la abraza y le da amor y comprensión.

Para empezar, masajea las piernas, el abdomen, los muslos y los pechos de tu pareja, en forma gentil y muy suavemente, creando mediante el toque suave un preludio relajante al momento en que entrarás en contacto con el Yoni propiamente dicho. Haz esto durante unos pocos minutos, sin entrar en contacto con su Yoni, aunque puedas jugar a su alrededor. Se trata de estimular la circulación y despertar los sentidos a la sensualidad.

Ahora necesitarás un aceite de alta calidad o un lubricante, del cual colocarás una pequeña cantidad en el montículo del Yoni. La cantidad debe ser precisa, no demasiado ni muy poco, lo justo para que se derrame sobre el labio exterior y cubra la totalidad de la parte externa de la vagina. Lubricantes de alta calidad pueden encontrarse en el mercado, especialmente fabricados para este tipo de actividad. Pueden conseguirse en sex-shops, revistas especializadas, por Internet, negocios de ropa erótica, etc. Importante: Nunca mezclar productos que tengan como base el aceite con látex.

Coloca la palma de tu mano hacia abajo, cubriendo por completo toda la zona del Yoni. Debes darte cuenta que este movimiento es muy significativo y de vital importancia para el desarrollo del resto del masaje. Debes sentir una conexión especial con tu pareja, en este momento. Comienza masajeando suavemente el montículo del Yoni y extiende el lubricante sin prisa y con caricias de excelsa suavidad por todo el Yoni.

Hay cuatro partes principales en el masaje de Yoni, aunque existen variaciones que tú mismo irás descubriendo cuando lo practiques de manera regular.

1º) MASAJE DE LABIOS

Una vez que el lubricante se ha extendido, con mucha suavidad, teniendo en cuenta que es una zona especialmente sensible del cuerpo de la mujer, toma el labio exterior entre tu pulgar y tu índice, con mucha delicadeza, y recorriendo todo su largo en forma ascendente y descendente, a lo largo de los dos labios. Sin apurarse.

También puedes recorrer el labio con tu dedo intermedio. Utiliza los dedos para muy lentamente extender sus labios.

Estos movimientos incrementarán el flujo de sangre en la región y tendrán el efecto de hacer que el Yoni se vaya abriendo. El placer que tu pareja sentirá es exquisito y si lo haces durante el tiempo adecuado, estimularás el deseo para lo que debe venir más adelante.

Luego haz lo mismo con los labios interiores, en la misma forma, y aún con más suavidad. Es importante, no apurarte, sino tomarte el tiempo necesario. Debes relajarte y disfrutar el masaje, de otra forma no tiene sentido lo que estás haciendo. Dar el masaje debe ser un placer tanto para la mujer como para el hombre. La persona que está recibiendo el masaje puede simplemente relajarse y dejarse fluir, o puede tener un papel más activo, masajeándose a sí misma los pechos u otras partes.

Siempre debes recordar mantener la respiración profunda y continua, sin interrumpirla en ningún momento, siempre relajada. Algunas escuelas dicen que para aumentar las sensaciones y el vínculo que se crea entre dador y receptor, estos deben mirarse a los ojos tanto como sea posible, manteniendo la relación tan activa como sea posible. Yo personalmente encuentro que más allá del primer momento, el dador no debe preocuparse de ello sino de mantener toda su atención focalizada en el Yoni. La receptora puede, por supuesto, comentar al dador las sensaciones que percibe y como el masaje la está afectando, diciéndole si la presión, velocidad, suavidad, profundidad, etc, son las correctas o como hay que modificar, aumentar o disminuir cada variable. Importante: Por más que se pueda hablar, deberíamos mantener la conversación al mínimo, simplemente tocando los temas referidos a las sensaciones placenteras que provienen del masaje en sí mismo. El foco debe permanecer en él, ya que de perderlo, también se pierde el foco de las sensaciones y el efecto del masaje disminuye considerablemente.

2º) MASAJE DE CLÍTORIS

Luego de terminar con los labios, lentamente vete ascendiendo hasta alcanzar el clítoris. Masajealo, con tu pulgar con movimientos suaves y controlados, primero de arriba hacia abajo, luego haciendo movimientos laterales.

Luego, con tu dedo índice o central puedes realizar movimientos circularmente tanto en el sentido de las agujas del reloj como en el opuesto, dando pequeños golpecitos de vez en cuando.

También puedes tomar el clítoris suavemente entre tus dedos índice y pulgar y presiónalo suavemente.

Esto, sin dudas, excitará a la receptora, pero debes recordarle que se mantenga relajada y respirando regularmente. La estimulación del clítoris puede despertar en tu pareja toda una grandísima gama de sensaciones, ya que posee más terminaciones nerviosas que cualquier otra parte del cuerpo

3º) MASAJE DE VAGINA

Cuando se ha alcanzado un grado suficiente de excitación, con mucha suavidad, introduce tu dedo medio de la mano derecha, con la palma mirando hacia arriba, dentro del Yoni. Pero antes y esto puede resultar extraño, debes pedir permiso para entrar. Es una manera de expresar respeto y veneración.

En la tradición tántrica se recomienda el uso de la mano derecha para masajear el Yoni. Recuerda esto, ya que se relaciona directamente con la polaridad y es de suma importancia para el buen resultado final, aunque puedes utilizar ambas manos para incrementar la intensidad o variar el ritmo del masaje.

Lentamente mueve tu dedo en el interior de la vagina, adentro y afuera. Con mucha delicadeza, explora, masajeando suavemente, el interior de la vagina. Tómate tu tiempo, con calma, no hay porque apurarse ni aumentar la velocidad enloquecidamente. Hay que ir variando la velocidad, la fuerza, la forma y la presión de los movimientos que vas realizando.

Comienza lentamente para ir cambiando hacia un ritmo más vigoroso. Puedes alternar varios ritmos para incrementar su placer. Practica la escucha de lo que le gusta. Tu pareja puede dar indicaciones sobre el ritmo que más le gusta.

Recuerda siempre que lo que estás haciendo es un masaje, y que la idea principal es nutrir y relajar el Yoni. Si la cosa va bien, ella se sentirá agusto y confiada.

Una vez dentro de la vagina, imagina que su Yoni es como un reloj, la parte de arriba, la de la uretra, clítoris serían las 12 y abajo junto al perineo las 6. Se trata de masajear las paredes interiores con movimientos circulares en ambos sentidos de las agujas del reloj.

El punto G estaría situado a las 12.30, a una profundidad de 2 falanges más o menos y al introducir las yemas de índice y corazón debes de sentir una especie de almoadilla rugosa que sobresale del resto con una tensión diferente y más sensibilidad. Si siente placer todo va bien, en caso contrario masajea la zona con índice y corazón suave pero profundamente.

Gira tu mano, haciendo que la palma quede mirando hacia arriba, siempre con el dedo medio dentro del Yoni. Entonces mueve tu dedo medio, como si estuvieras pidiendo a alguien que se acerque, llevándolo desde la posición extendida hacia la palma de tu mano, doblándolo lentamente y sin hacer excesiva fuerza. Este movimiento te debería permitir ubicar una zona de tejido esponjoso que se encuentra justo debajo del hueso pélvico y detrás del clítoris. Este es el famoso punto G, conocido en el tantra como punto sagrado.

Sobre el tema se han escrito muchos libros muy buenos y que pueden dar mucha información confiable al respecto. En este momento del masaje, tu pareja puede sentir placer, dolor, ganas de orinar, etc. Debes, nuevamente, ir probando y cambiando el tipo de movimiento que realizas con tus dedos, así también como la velocidad, la presión y el patrón rítmico. Puedes hacerlo en círculos, de adelante hacia atrás o de un lado hacia el otro.

También puedes insertar el dedo que se encuentra al lado del medio, pero siempre con el consentimiento de tu pareja, para todo lo que hagas. En general, esto no debería ser un problema y la estimulación de dos dedos sólo debería ser un mayor nivel de placer y excitación para la mujer. Como siempre, nos tomamos nuestro tiempo, sin apurarnos y realizando todos los movimientos con suavidad y mucho cuidado, de la forma más gentil posible.

Al mismo tiempo, puedes seguir estimulando el clítoris con el dedo pulgar de la mano derecha mientras haces todo esto.

Otra posibilidad, que también debes consultar con la persona que está recibiendo el masaje, es introducir el dedo meñique de la mano derecha en su ano, mientras continuas con el masaje como se ha indicado. Si lo desea, puedes hacerlo, pero debes tener claro no introducir luego este dedo en su vagina, nunca después de haber pasado por el ano. Además, para la estimulación anal debes usar lubricantes y ser aún más gentil que antes.

En el Tantra, se dice que cuando el pulgar está sobre el clítoris, el dedo medio y anular dentro del Yoni, y el meñique en el ano, estás ante "la celebración de uno de los grandes secretos del Universo en tu mano."

Mientras que realizas todo esto con la mano derecha, puedes utilizar tu mano izquierda para masajear sus pechos, caderas, muslos o clítoris.

Si decides hacer esto último, lo mejor es apoyar tu mano en el monte de Venus, masajeando esta zona con la palma, y estimular el clítoris solo con tu pulgar, con movimientos ascendentes y descendentes, suaves. Esta estimulación dual, sin lugar a dudas, causará gran placer a la receptora.

No es recomendable usar la mano libre para estimularnos nosotros mismos a la vez que la estimulamos a ella, ya que, sin lugar a dudas, perderemos el foco de lo que estamos haciendo con nuestra pareja. Además, recordemos que la idea de este masaje es darle placer y un lugar propio a ella, no a nosotros mismos. Gran parte de los beneficios de este tipo de masajes provienen de la atención que ella recibe.

Otra zona muy sensible es la siguiente. Con los dedos índice y corazón girados en horizontal, estirando la abertura desde las 3 a las 9, en el reloj imaginario, aprieta los dedos hacia atrás, hacia el ano, y después recorre lenta y firmemente en semicírculo, de derecha a izquierda. Mantén el ritmo, imaginando que alisas los músculos que rodean la parte posterior del Yoni, centrándote en los músculos exteriores. No es necesario introducir los dedos muy profundamente. Este pase puede ser muy estimulante. Puedes introducir más los dedos, hasta la segunda falange. Detente para que se acostumbre al estiramiento. Continua con el mismo proceso.

Continua con el masaje, probando diferentes estilos, movimientos, velocidades y presiones. Respiren correctamente todo el tiempo, siempre relajados y con profundidad. Se gentil y atento. Muchas mujeres han sufrido de compañeros sexuales totalmente egoístas y la atención brindada puede ser un poderoso bálsamo.

Dentro de la estimulación en el interior del Yoni, puedes continuar en sentido de las agujas del reloj dándole la vuelta a toda la vagina desde el exterior hasta una profundidad de 2-3 falanges. Donde ella diga que le duele da masaje suavemente y deja que ella evoque lo que esté viviendo en forma de llanto, alucinación, risa, ira, etc. Recuerda lo explicado en el apartado sobre Liberación de la Memoria Celular.

Fuertes emociones pueden desatarse durante el proceso del masaje. El valor para ella de esto puede ser incalculable. En las sesiones de sanación (algo no incluido en este curso pero que apunto para que se vea el alcance que puede tener el masaje de

Yoni) el masajista anima a la mujer a que evoque todo, sin reprimir nada, soltando todo, le dice que respire profunda pero sosegadamente y sobretodo que no se identifique con nada. Todo lo que ella ve no es real sino símbolos que luego hay que interpretar o experiencias traumáticas que forman parte del pasado y necesitan desapego para su sanación. En una sesión el terapeuta puede hacer el Yoni en su totalidad o solo parte, no importa, lo importante es que en cada sesión ella termine un poco más suelta y sosegada después de la catarsis que pueda tener con las evocaciones. Cuando la catarsis finalice la deja y anima a que haga relajación profunda, un buen rato. La sanación necesita al menos varias sesiones.

EL FINAL.-

Lo cierto es que el orgasmo puede ocurrir durante el masaje. Es más, varios orgasmos pueden ocurrir, cada uno más fuerte que el anterior, en lo que en tantra se conoce como "cabalgar la ola". Muchas mujeres pueden aprender a ser multiorgásmicas mediante el masaje del Yoni, si tienen la suerte de tener un compañero dedicado y paciente, que les dé toda la atención que necesitan y merecen. Si esto sucede, debes conseguir que tu compañera siga respirando con regularidad, sin perder el foco en ningún momento.

Mientras sucede el orgasmo o durante el masaje, la mujer puede sentir que necesita orinar. Esta sensación puede ser en realidad una sensación de que necesita eyacular y es fácilmente confundible. La eyaculación femenina es un líquido claro y puede ser confundida con orina. En la tradición tántrica esta eyaculación es considerada como sagrada y se la refiere como "el néctar de la vida". En los textos clásicos hindúes se hace referencia al *amrita* como la bebida de los dioses, que garantiza la inmortalidad.

Curiosamente, la ciencia ha encontrado que entre las sustancias encontradas en el contenido de la eyaculación femenina se encuentran una serie de sustancias con alto valor nutritivo: antígeno prostático específico, creatinina, enzima llamada fosfatasa ácida prostática FAP (también conocida como PAP acrónimo de Prostatic Acid Phosphatase), glucosa y fructosa.

La conclusión del masaje es esencial que sea gradual y no de manera abrupta. Sigue masajeando hasta que ella te pida que te detengas. Una vez que has parado, con mucha suavidad y delicadeza, retira tus dedos del interior del Yoni. Ahora cubre con tu palma su Yoni, mientras sientes como el calor emana de su cuerpo. Puedes coger su mano con tu otra mano mientras lo haces. Todo lo hacemos con mucho respeto y tratando de no molestarla de ninguna forma. La dejas reposar en el sitio, tranquila, simplemente disfrutando de lo que ha dejado el masaje Yoni detrás de sí. También puedes abrazarla y simplemente quedaros allí juntos en silencio.

Si logras dominar el masaje YONI y otras técnicas tántricas, lo cierto es que tu vida sexual se verá inmensamente enriquecida, además de que aprenderás muchísimo sobre la sexualidad femenina, y esto se trasladará a tu vida en pareja.

MASAJE DE LINGAM

El propósito del masaje Lingam es crear un espacio de relajación e intimidad para el hombre y que de esta manera pueda entrar en un estado de alta estimulación, experimentando placer profundo en su Lingam.

El masaje tántrico de LINGAM, fortalece el vínculo de intimidad de la pareja, así como una manera de disfrutar y ayuda a sanar cualquier mala experiencia relacionada con el sexo. En cambio, a diferencia del masaje erótico, el orgasmo y la eyaculación no son la finalidad de este masaje. Lo más importante es la energía que se genera en el chakra raíz *muladhara*, que manejada correctamente, puede llevar a la pareja a un estado de consciencia y plenitud que los yoguis llaman *samadhi*

Más acostumbrados a dar masajes que a recibirlos, algunos hombres pueden tener dificultades para relajarse durante el masaje tántrico. Para comenzar el masaje haz que tu pareja se tumbe con las piernas separadas y un cojín debajo de las caderas, para levantar la zona del Lingam, y otro debajo de la cabeza para que pueda ver sus genitales.

LAS EXPECTATIVAS.-

En el masaje que propongo, la liberación debe ser total y las presiones no existir. La búsqueda en el masaje LINGAM no es conseguir una erección o el orgasmo, efecto totalmente aceptable y deseable, pero no el más importante. En realidad, lo único que se busca con esta técnica es poder dar placer y el masaje en sí mismo.

Por esto es que ambas partes pueden relajarse, dejando de lado las presiones que pueden significar la necesidad de alcanzar el clímax sexual. No es que el orgasmo sea algo a despreciar durante el masaje. Más bien es un plus que se agrega. Es más, el orgasmo y la erección durante un masaje LINGAM suele ser más satisfactorio, completo, intenso y placentero, una experiencia maravillosa nada censurable. Una vez que el hombre se ha liberado del objetivo de conseguir un orgasmo, y con el entrenamiento adecuado, el placer se prolonga en lo que se ha dado en llamar "cabalgar la ola", pudiendo ser culminado con una eyaculación o no.

Por otro lado, quien está dando el masaje no debería esperar nada como retribución, más allá del placer propio de estar dando y compartiendo el momento. La actividad sexual más genital puede venir a continuación del masaje, pero esto debe ser una elección de la persona que recibe el masaje, no una imposición o una devolución de "favores". El masaje debe realizarse por el placer que se consigue del acto en sí mismo, no como una forma de asegurarse otra actividad sexual.

Esta actitud abre la mente a un nuevo tipo de sexualidad, además de crear, como he dicho anteriormente, un nuevo nivel de confianza e intimidad en la pareja.

PREPARACIÓN.-

Debes preparar la situación ideal para el masaje, lograr que el ambiente sea el indicado, mediante la utilización de todos los sentidos. Para esto, debes acondicionar el cuarto donde realizarás el masaje.

Debe ser un espacio tranquilo, con música suave, velas, almohadones, luz tenue, etc. En definitiva, un sitio que os permita sentiros cómodos y seguros, relajados y en contacto con vosotros mismos. Además, bañarse antes de la realización del masaje es algo recomendable, ya que es una primera relajación, tanto para quien dará el masaje como para quien lo recibirá. Además la higiene es tremendamente importante para evitar riesgos de infección. Quien recibe el masaje debe cuidar especialmente la higiene de sus genitales y el que lo da debe prestar especial atención a sus uñas.

El afeitado del vello púbico se recomienda, aunque no es obligatorio, ya que ello incrementará la sensibilidad y el placer.

El proceso lleva su tiempo y este tiempo debe ser respetado. No se puede apurar el masaje, sino que se le debe dar todo el tiempo necesario para que sus efectos sean todo lo poderosos que deseamos. Por supuesto, debes eliminar toda posibilidad de interrupción (llamadas telefónicas, gente que pueda tocar la puerta, etc), y especialmente las necesidades fisiológicas, ya que, en realidad, se obtienen mejores resultados si se realiza el masaje con la vejiga y los riñones vacíos. Debes conectar con tu pareja, mediante el contacto físico, abrazándoos, sosteniéndoos, acariciándoos, mirándoos a los ojos o mediante cualquier forma que consideréis la más correcta en vuestra relación para llegar al lugar cálido y seguro descrito anteriormente.

Vale la pena remarcarlo una vez más: debéis estar, los dos, tan relajados como sea posible.

LA POSICIÓN.-

Más acostumbrados a dar masajes que a recibirlos, algunos hombres pueden tener dificultades para relajarse durante el masaje tántrico.

El hombre debe recostarse sobre su espalda, en una posición confortable, sobre una cama o en el suelo, sobre una colchoneta, con las piernas separadas, con una almohada bajo su cabeza para que pueda ver sus genitales y a su pareja, y un cojín debajo de las caderas para levantar la zona del Lingam , en una posición tal que pueda mirar con facilidad hacia la zona de sus genitales.

Otra almohada puede ir bajo su cintura, preferentemente cubierta con una toalla o algo por el estilo. Las piernas deben estar abiertas, ligeramente dobladas las rodillas, exponiendo sus genitales tanto como sea posible. Por supuesto, cuantas más almohadas utilices para hacer la posición lo más cómoda posible, tanto mejor. Debes sentarse entre las piernas de tu pareja, también en una posición cómoda, con las piernas cruzadas, y también sobre un almohadón o almohada, o como te encuentres más cómoda.

Lo importante es que la posición en que te encuentres sea una en que puedas tener completo y fácil acceso al Lingam, así también como a las otras partes del cuerpo de tu compañero

RESPIRACIÓN.-

Antes de comenzar, tanto el dador como el receptor, debéis respirar profundamente, una respiración relajante que os preparará para la tarea a realizar.

Importante: Durante todo el proceso del masaje, tanto el dador como el receptor deben recordar mantener una respiración profunda, lenta y con una relajación absoluta.

Debes recordar esto especialmente, y hacérselo recordar al receptor, en caso de que este deje en algún momento de respirar correctamente o deja de hacerlo totalmente. La respiración profunda es muy importante.

EL MASAJE.-

Comienza en primer lugar con un ligero masaje por todo el cuerpo, evitando la zona del Lingam por un tiempo. Esto le permitirá a tu pareja relajarse completamente y prepararse para el tacto del Lingam. Para empezar, masajea las piernas, el abdomen, los muslos y el pecho de tu pareja, en forma gentil y muy suavemente, creando mediante el toque suave un preludio relajante al momento en que entraremos en contacto con el Lingam. Haz esto durante unos pocos minutos, sin entrar en contacto con su Lingam, aunque puedas jugar a su alrededor. Se trata de estimular la circulación y despertar los sentidos a la sensualidad.

A continuación, vierte una pequeña cantidad de aceite sobre el Lingam y los testículos. Masajea suavemente sus testículos. Luego, masajea suavemente la zona del hueso púbico por encima del Lingam, y después el área entre los testículos y el ano, conocida como perineo.

Hay tres partes del masaje de Lingam: testiculos, pene o Lingam y perineo. A continuación voy a describir algunas técnicas pero siéntete libre para modificarlas con el tiempo. El pene es muy elástico y fuerte y puede resistir diferentes maniobras de estiramiento, retorcimiento y presiones.

Es aconsejable que ejecutes el masaje siguiendo un orden y teniendo en mente que el orgasm no es el objetivo prioritario. Durante cada fase del masaje o entre cada técnica, puedes dar un tiempo de Descanso para que tu pareja se relaje si está muy excitado. No pasa nada si el pene está flácido o alterna estados de erección y flacidez. Algunas técnicas funcionan incluso major cuando el pene está flácido.

1º) MASAJE DE TESTÍCULOS.

Después de haber aplicado lubricante a toda la zona, comienza por levantar suavemente los testículos con tu mano izquierda.

Mantén esta posición mientras masajeas los testículos con los dedos y la palma de la mano alternativamente.

Apreta suavemente y estira hacia afuera, también con mucha suavidad.

En esta fase, si el pene erecta, agárralo con suavidad, sin estimularlo con movimiento alguno y déjalo descansar.

2º) MASAJE DE LINGAM

Mientras mantienes los testículos en una mano, rodea el Lingam con la otra mano y lentamente desliza la mano desde la base del pene hacia la cabeza y luego hacia abajo, en largos trazos suaves.

Détente si sientes que tu pareja está muy excitado y puede eyacular. Masajear el perineo a intervalos regulares permitirá que se relaje y controlar la eyaculación. En caso de que eyacule o el pene se vuelva flácido, no te preocupes y continua con el masaje, al menos que tu pareja te pida parar.

Pellizca suavemente la base con la mano derecha y asciende por el tronco. Luego retira la mano y repite con la mano izquierda. Haz esto por un tiempo, antes de pasar a tomar el Lingam por la parte superior, deslizando hacia abajo el eje, y repitiendo después el proceso con la mano izquierda. La cabeza del Lingam es muy sensible y merece una atención especial.

Con una mano masajearás el escroto, los testículos y el perineo. Con la otra mano desde el tallo del Lingam hasta el glande. Movimientos amplios y suaves. Lubrica bien, usa toda la mano, entrégate con pasión, respira profundo y date permiso para disfrutar.

Sé creativa. Improvisa cualquier otro movimiento. Libérate de tus bloqueos y tabúes. No pienses lo que debes hacer, no proyectes nada, mantente en silencio, vacía, sintiendo cada gesto, observando sin juzgar. Recuerda que el masaje es también una forma de meditación. ¡Entrégate con pasión!

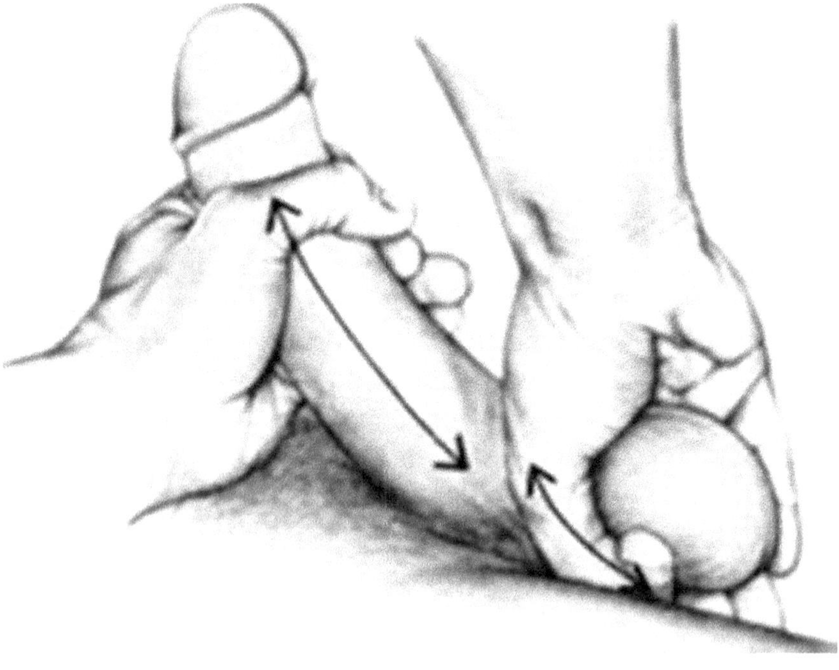

Masajéa el Lingam con movimientos circulares. Trata de mantener a tu pareja cerca del orgasmo pero retrocede cuando este se vaya a producir. Esto le ayudará a controlar su eyaculación y por lo tanto logrará más orgasmos y más placenteros.

Es importante, no apurarse, sino tomar el tiempo necesario. Debes relajarte y disfrutar el masaje, de otra forma no tiene sentido lo que estás haciendo. Dar el masaje debe ser un placer tanto para la mujer como para el hombre. La persona que está recibiendo el masaje puede simplemente relajarse y dejarse fluir, o puede tener un papel más activo, masajeándose a sí mismo. Siempre debe recordar mantener la respiración profunda y continua, sin interrumpirla en ningún momento, siempre relajada y relajante.

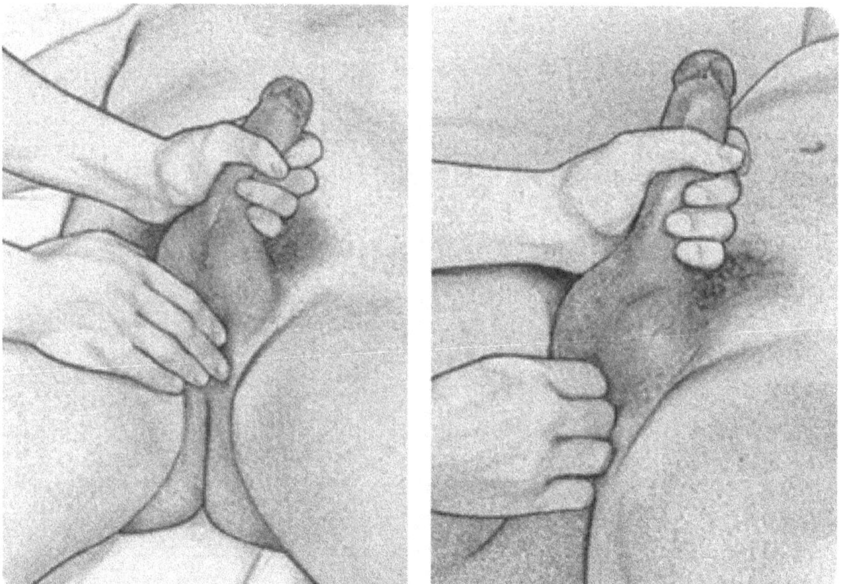

El receptor puede, por supuesto, comentar al dador las sensaciones que percibe y como el masaje le está afectando, diciéndole si la presión, velocidad, suavidad, profundidad, etc, son las correctas o cómo hay que modificar, aumentar o disminuir cada variable. Importante: Por más que se pueda hablar, deberíais mantener la conversación al mínimo, simplemente tocando los temas referidos a las sensaciones placenteras que provienen del masaje en sí mismo. El foco debe permanecer en él, ya que de perderlo, también se pierde el foco de las sensaciones y el efecto del masaje disminuye considerablemente

Mientras continúas masajeando su lingam puedes buscar su lugar sagrado. Éste se encuentra entre los testículos y el ano. Se trata de un pequeño orificio del tamaño de un guisante. Masajea suavemente aquí y ves aumentando levemente la presión. Puede que se sienta un poco incómodo al principio, pero esta presión le ayudará a obtener el control de sus orgasmos en el futuro. Si se acerca a la eyaculación puedes aplicar presión aquí y esto aumentará la intensidad de su orgasmo.

Recuerda siempre que lo que estás haciendo es un masaje, y que la idea principal es nutrir y relajar el Lingam.

Otra posibilidad, que también puedes consultar con la persona que está recibiendo el masaje, es introducir el dedo chiquito de la mano derecha en su ano, mientras continuas con el masaje como se ha indicado. Si lo desea, puedes hacerlo. Además, debes usar lubricantes y ser aún más gentil que antes.

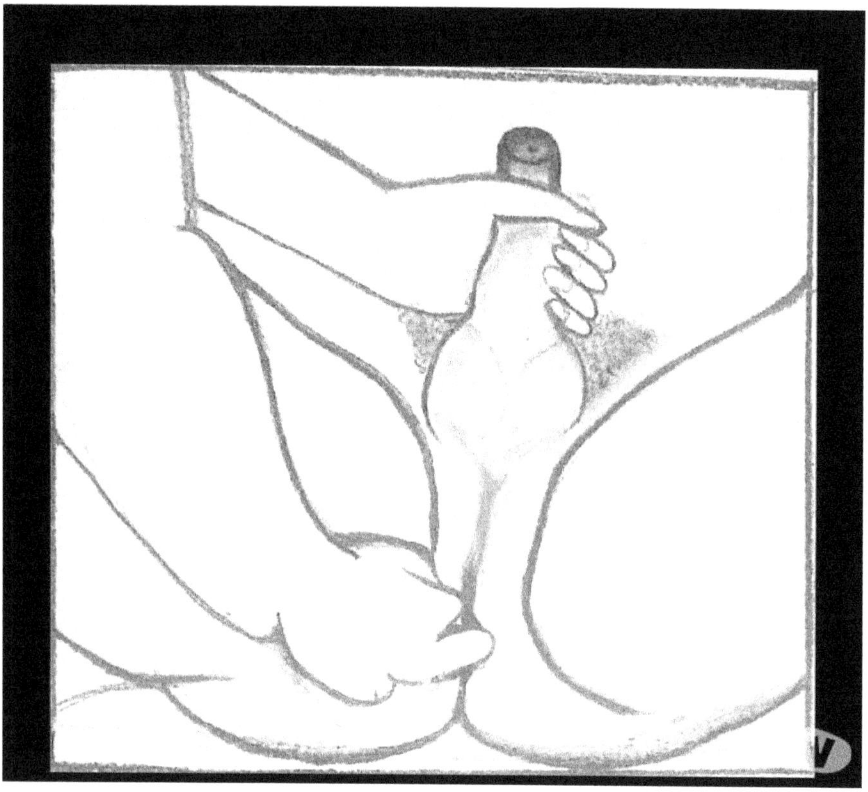

Mientras que realizas todo esto con la mano derecha, puedes utilizar tu mano izquierda para masajear su pecho, caderas, muslos o el mismo Lingam. Si decides hacer esto último, lo mejor es hacer movimientos ascendentes y descendentes, suaves. Esta estimulación dual es sin lugar a dudas la que causará más placer a tu pareja.

Atención: No es recomendable usar la mano libre para estimularnos nosotros mismos a la vez que estimulamos su Lingam, ya que, sin lugar a dudas, perderás el foco de lo que estás haciendo con tu pareja. Además, recuerda que la idea de este masaje era darle placer y un lugar propio a él, no para ti misma. Gran parte de los beneficios de este tipo de masajes provienen de la atención que se presta al que lo recibe.

Continua con el masaje, probando diferentes estilos,

movimientos, velocidades y presiones. Mantén el vínculo activo. Respiren correctamente todo el tiempo, siempre relajados y con profundidad. Sean gentiles. Muchos hombres han sufrido de compañeras sexuales totalmente egoístas y la atención brindada puede ser un poderoso bálsamo.

Algunas maniobras de masaje de Lingam son las siguientes:

- Desplaza una mano por el Lingam hacia abajo, despacio pero con firmeza, tirando de su prepucio hasta que se estire por completo. Mantén unos segundos y mueve la mano en dirección ascendente hasta que cubras el glande otra vez. Repite esta maniobra lentamente y con cariño varias veces.
- Coloca el Lingam sobre su abdomen y acarícialo moviendo ambas manos, una detrás de la otra, desde el escroto hasta la cabeza. Con bastante aceite, alterna las manos, primero una y después la otra, de manera continua y manteniendo siempre el contacto de al menos una mano con el Lingam.
- Sujeta la base del Lingam con una mano y, con el pulgar y el índice de la otra en la base del escroto. Haz girar el cuerpo del Lingam sobre su eje mientras la mano llega hasta la cabeza, en movimiento ascendente. Debes utilizar bastante aceite.
- Con el Lingam entre las palmas, frota las manos hacia adelante y hacia atrás, desde la base a la cabeza. Hazlo varias veces.
- Coloca suavemente el prepucio sobre el glande y masajea. Introduce con cuidado un dedo bajo el prepucio y gíralo alrededor del glande. Este pase no gusta por igual a todos los hombres.

3º) MASAJE DE PERINEO

El perineo está situado entre la raíz del escroto y el ano. En algún momento del masaje puedes incorporar a esta zona. Mientras sostienes el Lingam hacia arriba, empieza a masajear desde la base del escroto.

- Presiona profundamente, con pequeños círculos, en la base de la raíz, con las yemas de los dedos medios, para estimular la próstata desde el exterior.
- Golpea suavemente el área del perineo.
- Cierra el puño y utiliza los nudillos para dar masaje profundo en el área. Escucha atentamente su respuesta para adecuar la presión.

Un aspecto importante del masaje Lingam consiste en hacer movimientos suaves que dirijan la energía sexual hacia otras partes del cuerpo y especialmente hacia el corazón, lo cual tiene como efecto el conseguir despertar el polo emocional masculino. Estos movimientos se deben repetir de manera cíclica durante el masaje con la citada intencionalidad.

EL FINAL.-

Lo cierto es que el orgasmo puede ocurrir durante el masaje. Aunque no es ni mucho menos habitual, como es en el caso de las mujeres, que sucedan varios orgasmos, si puede suceder en un hombre experimentado que pueda entrar en lo que se llama la ola y muchos que no lo son pueden aprender a hacerlo de la mano de una experimentada masajista tántrica. Si esto sucede, debes lograr que tu compañero siga respirando con regularidad, sin perder el foco en ningún momento. Incluso después de haber experimentado el orgasmo y eyaculado, si es el caso, seguirás masajeando con suavidad el Lingam hasta que te pida que te detengas. Una vez que has parado, con mucha suavidad y delicadeza, retira tus manos del Lingam. Todo has de hacerlo con mucho respeto y tratando de no molestarle de ninguna forma. Le dejas reposar en el sitio, tranquilo, simplemente disfrutando de lo que ha dejado el masaje Lingam detrás de sí. También puedes abrazarlo y simplemente quedarte allí junto a él.

ACERCA DEL AUTOR

Jesús Cediel, 30 años de experiencia. Tantra tradicional y neotantra. Taoismo sexual. Sexfulness. Entrenamiento deportivo y alimentación. Masaje tui-na, shiatsu, quiromasaje, sensitivo, tántrico, técnica de LMC (Liberación de la Memoria Celular), ayurveda, deportivo.

"El objetivo esencial de mi trabajo es facilitar el camino hacia un estado de consciencia que los místicos han denominado de diversas formas como iluminación, samadhi o moksha y que permite vivir con plenitud y goce la existencia, en el aquí (espacio) y en el ahora (el tiempo)."

CPSIA information can be obtained
at www.ICGtesting.com
Printed in the USA
LVHW020114021222
734351LV00003B/461

9 788469 743416